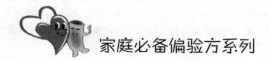
家庭必备偏验方系列

糖尿病偏验方

主编 王 君

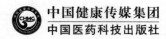
中国健康传媒集团
中国医药科技出版社

内 容 提 要

　　本书引用、收集了民间流传、医家常用，以及一些报刊、书籍所载的治疗糖尿病的老偏方，并以中医药理论为依据，以辨证论治为原则，去粗存精，每方包括组成、制法用法和功效主治。其内容丰富，用料采集方便，制作介绍详细，用法明确。可供基层医师及中医药爱好者参考阅读。

图书在版编目（CIP）数据

　　糖尿病偏验方 / 王君主编 . — 北京：中国医药科技出版社，2017.5
（家庭必备偏验方系列）
　　ISBN 978-7-5067-8903-5

　　Ⅰ．①糖… Ⅱ．①王… Ⅲ．①糖尿病—土方—汇编 ②糖尿病—验方—汇编 Ⅳ．① R289.51

　　中国版本图书馆 CIP 数据核字（2017）第 306514 号

美术编辑　陈君杞
版式设计　也　在

出版　**中国健康传媒集团** | 中国医药科技出版社
地址　北京市海淀区文慧园北路甲 22 号
邮编　100082
电话　发行：010 – 62227427　　邮购：010 – 62236938
网址　www.cmstp.com
规格　880×1230mm $\frac{1}{32}$
印张　5
字数　108 千字
版次　2017 年 5 月第 1 版
印次　2019 年 11 月第 4 次印刷
印刷　三河市百盛印装有限公司
经销　全国各地新华书店
书号　ISBN 978-7-5067-8903-5
定价　**25.00 元**

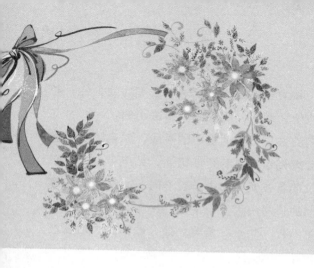

前　言

　　古人有"千方易得，一效难求"的说法。《内经》有"言病不可治者，未得其术也"。"有是病，必有是药（方）"。对于一些家庭常见疾病，一旦选对了方、用对了药，往往峰回路转，出现奇迹。

　　本丛书包括：呼吸疾病、消化疾病、糖尿病、高血压、心血管疾病、高脂血症、痛风、肝病、肾病、肿瘤、风湿性疾病、男科疾病、妇科疾病、儿科疾病、美容养生、失眠、疼痛、五官科疾病，共计 18 分册。每册精选古今文献中偏验方几百首，既有中药内服偏验方，又有中药外用偏验方和食疗偏方。每首偏验方适应证明确，针对性强，疗效确切，是家庭求医问药的必备参考书。

　　本套丛书引用、收集了民间流传、医家常用以及一些报刊、书籍所载的偏验方，并以中医药理论为依据，以辨证施治为原则，依托中医证型，进行分门别类，去粗存精，避免了众方杂汇、莫衷一是的弊端，使之更加贴近临床，贴近患者，贴近生活，以期达到读之能懂、学以致用、用之有效的目的。

　　本书收载了大量治疗糖尿病的有效中药内服偏验方、食疗偏方和中药外用偏验方，每方包括组成、制法用法和功效主治。其内容丰富，用料采集方便，制作介绍详细，用法明确。

　　需要提醒的是，偏验方只是辅助治疗的手段，并且因患者病情分型不同，治疗也会大相径庭，若辨证错误，结果可能会适得其反。所以，强烈建议读者在使用书中偏验方时务必在医生指导下使用，并且使用时间的长短由医生来决定。由于我们的水平和掌握的资料有限，书中尚存一些不尽善美之处，敬请广大读者批评指正。

编者

2016 年 10 月

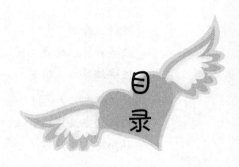

目录

第一章 中药内服偏验方 / 1

第二章　食疗偏方 / 40

目 录

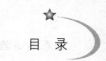

第三节　汤羹偏方　/　92

第四节　茶饮偏方　／　109

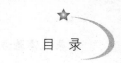

第五节　主食偏方　／　128

第三章　中药外用偏验方　／　137

第一节　浴疗偏验方　／　137

第一章 中药内服偏验方

　　糖尿病是一种常见的代谢内分泌疾病，是由遗传和环境因素相互作用而引起的临床综合征（慢性、全身性、代谢性疾病），是由于人体内胰岛素绝对或相对缺乏所致，以高血糖为主要特征。糖尿病是一种终身疾病。糖尿病是西医学的命名，通过实验室检测，患者血糖、尿糖升高，并伴有一系列因糖类、脂肪、蛋白质代谢紊乱，使肝糖原和肌糖原不能合成而产生的各种病变，最典型的症状为口渴多饮、多尿、多食，由于"三多"而出现人体消瘦，中医则称为消。糖尿病患者多口渴难忍，饮量大增，中医则称为渴，"三多"症，即为"三消"（上消多饮，中消多食，下消多尿），所以中医称糖尿病为消渴病。

　　中医学认为，消渴病的病机主要在于阴津亏损，燥热偏盛，而以阴虚为本，燥热为标，两者互为因果，阴愈虚则燥热愈盛，燥热愈盛则阴愈虚。消渴病变的脏腑主要在肺、胃、肾，尤以肾为关键。三脏之中，虽可有所偏重，但往往又互相影响。

　　中医学还认为消渴病日久，则易发生以下两种病变：一是阴损及阳，阴阳俱虚。消渴虽以阴虚为本，燥热为标，但由于阴阳互根，阳生阴长，若病程日久，阴损及阳，则致阴阳俱虚。其中以肾阳虚及脾阳虚较为多见。二是病久入络，血脉瘀滞。

消渴病是一种累及多个脏腑的疾病，会影响气血的正常运行，且阴虚内热，耗伤津液，亦使血行不畅而致血脉瘀滞。血瘀是消渴病的重要病机之一，且消渴病多种并发症的发生也与血瘀密切相关。

第一节　单纯糖尿病

一、阴虚燥热型

所谓阴虚燥热型糖尿病，从中医的角度上看，就是由于火炎于上、阴亏于下，水火不相济所致。水源不充，体内的火就旺盛，致津液亏竭，渴饮无度；热还可以伤胃，使人容易饥饿，肌肤消瘦。此外，热会伤肾，造成精气亏虚，尿量频多。

消渴汤

【组成】生石膏、沙参各 20g，天花粉、葛根、生地黄、麦冬、生山药各 15g，黄芩、牡丹皮、知母各 10g，黄连 6g。

【制法用法】水煎取汁。每日 1 剂，早晚分 2 次服。20 日为 1 个疗程。

【功效主治】益气滋润，祛痰降浊。适用于糖尿病证属阴虚燥热、血瘀阻络者。

滋阴润燥汤

【组成】黄芪、石膏（先煎）、炒山药各 20g，葛根、生地黄、麦冬、天花粉、知母各 15g，西洋参 5g。

【制法用法】水煎取汁 500ml。每日 1 剂，早、中、晚分 3 次服用。

【功效主治】滋阴益气，清热润燥。适用于糖尿病证属阴虚燥热者。

益气养阴汤

【组成】玄参、麦冬、五味子、苍术、制何首乌、三七各10g，生地黄、党参、黄芪、山药、山茱萸、玉竹、丹参各15g，枸杞子20g。

【制法用法】水煎取汁。每日1剂，早晚分2次服。

【功效主治】益气养阴。适用于糖尿病证属阴虚燥热者。

葛根地连汤

【组成】葛根50g，生地黄25g，黄连10g，甘草3g。

【制法用法】水煎取汁。每日1剂，分2次温服。30日为1个疗程。

【功效主治】养阴清热。适用于糖尿病证属阴虚燥热者。

金津玉液汤

【组成】黄芪、牡蛎各30g，葛根、石膏各20g，玄参、苍术、茯苓、党参各15g，麦冬、怀山药、五味子、生地黄各10g，黄连6g。

【制法用法】水煎取汁。每日1剂，早晚分2次服。30日为1个疗程。

【功效主治】滋阴清热。适用于糖尿病证属阴虚燥热者。

玉女煎加味

【组成】生石膏40g，葛根30g，熟地黄20g，知母、麦冬、怀牛膝、石斛、天花粉各 15g，肉桂 5g，甘草 10g。

【制法用法】水煎取汁。每日 1 剂，早晚分 2 次服。

【功效主治】清胃泻热，养阴生津。适用于糖尿病证属阴虚燥热者。

玉泉散加味

【组成】人参（或西洋参 6g）、黄连各 5g，麦冬、熟地黄、怀山药、天花粉各 15g，枸杞子、山茱萸各 12g，芦根 20g。

【制法用法】加水 500ml，煎取 150ml 药液，复加水 350ml 煎取 150ml 药液，2 煎药液相混。每日 1 剂，早晚分 2 次服。

【功效主治】益气滋阴，泻热润燥。适用于中老年 2 型糖尿病证属阴虚燥热者。

黄芪滋阴汤

【组成】生黄芪、山药、天花粉各 30g，西洋参（或太子参）10g，白术、生地黄、玄参、麦冬、五味子各 15g，山茱萸 20g。

【制法用法】水煎取汁。每日 1 剂，早晚空腹各服 1 次。20 日为 1 个疗程。

【功效主治】益气生津，滋阴降火。适用于糖尿病证属阴虚燥热者。

黄精地黄汤

【组成】黄精 40g，生地黄 30g，天花粉、山药、沙苑子各 15g，玉竹 20g，玄参、麦冬、天冬、黄芪、茯苓、黄连各 10g，山茱萸 6g。

【制法用法】水煎取汁。每日 1 剂，早晚分 2 次服。

【功效主治】益气养阴，清润燥火。适用于 2 型糖尿病证属阴虚燥热者。

健脾降糖饮

【组成】白术、茯苓、玄参各 12g，黄芪、黄精、葛根、天花粉各 30g，麦冬 15g，生地黄、枸杞子、黄连、山药各 9g。

【制法用法】水煎取汁，每日 1 剂，早晚分 2 次服。

【功效主治】健脾益气，清热生津，活血化瘀。适用于糖尿病证属阴虚燥热者。

小贴士

老年性糖尿病患者治疗应注意的事项

（1）老年性糖尿病患者以口服降血糖药物治疗为宜。治疗标准可以放宽一些：允许 24 小时尿糖波动在 10~20g，饭后 2 小时血糖在 200mg/dl 左右，保持无"三多"症状。

（2）采用胰岛素治疗时，应避免用混合胰岛素，以使用短效或中效胰岛素为宜。一般每日分早晚两次注射，

（3）由于老年人肾阈值较高，尿糖检查结果不能作为唯一判断病情控制好坏的指标。

（4）老年人对低血糖特别敏感，要防止低血糖所引起的心肌梗死或脑血管意外。

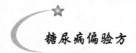

二、气阴两虚型

气阴两虚是糖尿病中最为常见的证候,本组患者大多由阴虚热盛型转变而来,少部分可见于初诊的老年糖尿病患者,临床以口干、乏力、气短、舌胖苔白,脉沉细为辨证要点。

地黄枸杞胶囊

【组成】干地黄、枸杞子各 15g,乌梅、人参、山药、桑叶各 10g,黄连、牡丹皮各 6g,桂枝 3g。

【制法用法】以上诸药共研细面,过 180 目筛,经生物酶降解增效处理,装肠溶性胶囊中,每粒含生药 0.2g。每日服 4 次,即早、中、晚饭前半小时,睡前各服 1 次。

【功效主治】生津滋阴,清热养血。适用于糖尿病证属气阴两虚者。

知母地黄汤

【组成】知母、茯苓、泽泻、牡丹皮各 10g,天花粉 15g,生地黄、山药各 20g,黄芪、生石膏各 30g。

【制法用法】水煎取汁。每日 1 剂。

【功效主治】滋阴益气,清胃润燥。适用于糖尿病证属气阴两虚者。

黄芪人参饮

【组成】生山药、沙苑子、生地黄各 24g,玄参、山茱萸各 18g,五味子、知母各 9g,人参面(冲服)3g。

【制法用法】水煎取汁。每日 1 剂。

【功效主治】滋阴补肾，润肺清热。适用于糖尿病证属气阴两虚者。

玄参菊花降糖饮

【组成】枸杞子、山药、葛根、生地黄、熟地黄各 15g，女贞子、菊花各 12g，青葙子、当归、赤芍、川芎、木香各 10g。

【制法用法】水煎取汁。每日 1 剂。

【功效主治】益气养阴，滋补肝肾，活血通络。适用于糖尿病证属气阴两虚者。

双地降糖饮

【组成】熟地黄、生地黄各 12g，怀山药 90g，黄芪 60g，山茱萸、茯苓各 15g，泽泻、牡丹皮各 10g，玉米须、仙鹤草各 30g。

【制法用法】水煎取汁。每日 2 剂，饭前 1 小时服用。嘱患者坚持糖尿病饮食。

【功效主治】滋阴养肾，降血糖。适用于糖尿病证属气阴两虚者。

黄芪茯苓饮

【组成】生怀山药、茯苓、黄精、葛根各 20g，生黄芪 30g，五味子、芡实各 15g，鸡内金（颗粒剂，冲服）3g，水蛭（颗粒剂，冲服）6g。

【制法用法】水煎取汁。每日 1 剂，早晚分 2 次服。

【功效主治】益气滋阴，固肾止渴。适用于糖尿病证属气阴两虚者。

小贴士

消渴证患者护理的要点

消渴证主要是根据症状来命名的，因渴而消瘦。重要的是，出现"三多一少"（多饮、多食、多尿和消瘦乏力）消渴的患者，在如今的糖尿病患者中只占少部分，将近80%的患者在临床上并不出现"三多一少"症状。如果根据尿糖或是出现"三多一少"症状来诊断，会延误大多数糖尿病患者的病情。必须明了，古代所谓消渴证，并不特指糖尿病，还包括西医学中甲状腺功能亢进症、尿崩症等一类"因渴而消"的病症。

现在所讲的糖尿病，无论是内涵还是外延，都与消渴证有了很大的不同。糖尿病除血糖升高外，主要并发症如眼底病变、肾脏病变及糖尿病足等，都是对微小血管的损害。

消渴证患者的护理须注意以下四要点。

第一，体检莫忘查血糖。

不能以"三多一少"症状来界定糖尿病，而应在平时多监测血糖、尿糖，早发现、早诊断、早治疗。发现"三多一少"症状时，应及时到医院就医，如确定为消渴证，需住院治疗者，即住院治疗，以免延误病情。老年人症状常不明显，更应定期检查尿糖、血糖（半年或一年检查一次）。

第二，调整生活规律。

糖尿病属慢性病，生活规律非常重要，在身体情况允许的情况下，按时起居，有利于糖代谢。每周按时测量体重，作为计算饮食和观察疗效的依据。

第三，合理饮食调配。

少进糖食，要适当限制水果的摄入量，饮食中增进粗纤维的食物如：糙米、豆类、绿叶蔬菜、白菜、绿豆芽、黄瓜、芹菜等。多食用精蛋白如：瘦肉、蛋、奶、鱼类。选用植物油，少进动物内脏类食物等。

第四，坚持适当的活动。

适当规律的活动是治疗糖尿病的一种重要手段，可采取多种活动方式，如散步、打太极拳、跳老年迪斯科舞、打乒乓球、游泳、跑步等。可根据自己的身体情况及爱好，选择活动方式，要持之以恒。

三、脾肾亏虚型

脾肾亏虚型糖尿病症见乏力口干，头昏耳鸣，腰膝酸软，失眠多梦，下肢浮肿，肢体麻木，尿频量多，尿浑浊有泡沫，舌红少苔或舌淡苔干，脉细数或脉沉细无力。治则：益气养血、滋阴扶阳、活血通络。

降糖益肾汤

【组成】黄芪、益母草各 30g，当归、金樱子、芡实各 15g，水蛭、地龙、大黄各 10g。

【制法用法】水煎取汁，浓缩至 400ml。每日 1 剂，早晚分 2

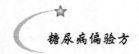

次温服。

【功效主治】补脾益肾，活血通络。适用于糖尿病证属脾肾亏虚者。

健脾益肾方

【组成】生黄芪30g，女贞子、葛根各15g，丹参、鸡内金、补骨脂、山茱萸、山药、生地黄、枸杞子各9g，甘草6g。

【制法用法】水煎取汁。每日1剂，早晚分2次服，3日为1个疗程。

【功效主治】补肾健脾，化瘀清热。适用于糖尿病证属脾肾亏虚者。

健脾补肾化瘀方

【组成】生地黄15g，枸杞子、地骨皮、丹参各10g，山茱萸、茯苓各7.5g，牡丹皮、五味子、苍术、玄参各5g。

【制法用法】水煎取汁。每日1剂，早晚分2次温服。

【功效主治】益肾健脾，滋阴清热，养血活血。适用于糖尿病证属脾肾亏虚者。

温肾健脾方

【组成】黄芪、党参、熟地黄、淫羊藿、菟丝子各15g，茯苓、山茱萸、牛膝各12g，炒白术、杜仲、当归各10g。

【制法用法】水煎取汁300ml。每日2次，每次150ml。20日为1个疗程。

【功效主治】补肾养血，健脾益气。适用于糖尿病证属脾肾亏虚者。

健脾滋肾汤

【组成】生地黄 20g，山茱萸、茯苓、山药、丹参各 15g，白术、金樱子、枸杞子、川芎、牛膝各 10g，生黄芪、益母草各 30g，蜈蚣 2 条。

【制法用法】水煎取汁。每日 1 剂，早晚分 2 次服。4 周为 1 个疗程。

【功效主治】健脾补肾，活血消肿。适用于糖尿病证属脾肾亏虚、脉络痹阻者。

四、血瘀型

糖尿病血瘀证相当于西医学的糖尿病性血栓症，即血液流变学异常，全血黏度增高，血小板和红细胞聚集性增强，以致血栓形成。血流缓慢、血液瘀滞和微循环障碍，均说明糖尿病血瘀证是其病理生理学的基础。糖尿病的血栓症已被认为是糖尿病的特征之一。

糖尿病血瘀证的治疗原则为"血行"，即"活血化瘀"是本证的治疗大法。当然活血化瘀必须辨证，气血相关，不可分离。气虚血瘀则益气活血；气滞血瘀则行气活血；阴虚血瘀则养血活血，随证变通则取效满意。

总而言之，在治疗糖尿病兼血瘀时，宜益气养阴治其本；活血祛瘀生新治其标。二者相辅相成，标本兼顾，探索治疗不同并发症的系列规范处方，以提高疗效。

丹参活血汤

【组成】丹参、黄芪、山药、葛根各 15g，苍术、黄精、枸杞子、山茱萸、玄参、菟丝子、当归、泽兰各 10g。

【制法用法】水煎取汁。每日 1 剂。

【功效主治】活血化瘀，健脾补肾。适用于老年糖尿病证属瘀血阻滞者。

益气活血汤

【组成】延胡索、当归、玄参各 15g，红花、牡丹皮、干地龙、川牛膝、桃仁各 10g，三七 5g，桂枝 6g。

【制法用法】水煎取汁。每日 1 剂，分早晚 2 次温服。

【功效主治】益气活血化瘀。适用于糖尿病证属血瘀者。

补阳还五汤加减

【组成】黄芪 20g，当归尾、赤芍各 15g，地龙、川芎、桃仁各 10g，红花 6g。

【制法用法】水煎取汁。每日 1 剂，分早晚 2 次温服。

【功效主治】益气通络，活血化瘀。适用于糖尿病证属血瘀者。

黄精白术汤

【组成】黄精、山药各 30g，虎杖 20g，当归、苍术、白术各 10g，木香 3g。

【制法用法】水煎取汁。每日 1 剂。

【功效主治】培土化湿行瘀。适用于糖尿病证属血瘀者。

济生化瘀丸

【组成】制附子、肉桂、熟地黄各 6g，生地黄、山药、山茱黄各 9g，茯苓皮、猪苓各 12g，泽兰、益母草、葶苈子、冬瓜皮、桑白皮、川牛膝、车前子各 30g，大枣 3 枚。

【制法用法】水煎取汁。每日 1 剂，早晚分 2 次服。

【功效主治】健脾补肾，活血利水。适用于糖尿病证属血瘀者。

活血行瘀汤

【组成】山药、生黄芪、天花粉、葛根各 30g，知母、鸡内金、五味子各 10g，生大黄（后下）6g，当归 15g。

【制法用法】水煎 2 次，每次取汁 200ml。每日 1 剂，早晚分 2 次服。1 个月为 1 个疗程。

【功效主治】益气养阴，活血泻浊。适用于糖尿病证属血瘀者。

加减六味地黄汤

【组成】生地黄、山茱萸、当归、丹参各 15g，牡丹皮、泽泻、茯苓各 10g，黄芪 20g。

【制法用法】水煎取汁。每日 1 剂，10 日为 1 个疗程，疗程间隔 2~3 日，3 个疗程后观察疗效。

【功效主治】益气养阴，活血化瘀。适用于 2 型糖尿病证属血瘀者。

五、痰湿型

糖尿病患者在其发病及病理演变过程中易出现痰湿之邪，同时痰湿又是导致糖尿病的重要发病基础，为糖尿病众多并发症的主要原因。尤其是病变后期，脏器功能多衰竭，更加重痰湿的形成，使病变日渐加剧，最终导致各种并发症而影响患者的生存质量及生命健康。总之，糖尿病与痰湿关系密切。痰湿的形成，既可直接影响阴液，痰郁化火又可损伤阴液，更有痰湿日久闭阻经络，阴津失于输布，使机体失去濡养而发为消渴者。痰湿既为病理产物，同时又可作为病因导致机体脏腑功能失调，因此对于肥胖型糖尿病各期要从痰湿论治。

二术七夏汤

【组成】白术、茯苓、赤芍、黄精、泽泻各15g，苍术、牡丹皮、陈皮各12g，半夏10g，三七（冲服）3g。

【制法用法】水煎取汁400ml。每日1剂，早晚分2次服。15日为1个疗程。

【功效主治】化痰祛湿，活血化瘀。适用于糖尿病肥胖病，证属脾虚湿盛、痰瘀阻滞者。

化痰通络方

【组成】生黄芪30g，石菖蒲15g，草豆蔻、茯苓、葛根、鸡血藤、佩兰各12g，赤芍、川芎、苍术、白术、川厚朴各10g，水蛭（冲服）2g。

【制法用法】水煎取汁。每日1剂，早晚分2次服。

【功效主治】益气活血，燥湿化痰。适用于糖尿病证属痰湿者。

二元糖肾煎

【组成】黄芪、玉米须各15g，熟地黄、当归、山楂各7.5g，陈皮、川芎各5g，人参、半夏、蒲黄、大黄各3g。

【制法用法】水煎取汁。每日1剂，早晚分2次温服。

【功效主治】益气活血，祛痰降浊。适用于糖尿病证属痰湿者。

芪星汤

【组成】黄芪、葛根 30g，茯苓、瓜蒌各 15g，苍术、枳壳、陈皮各 10g，胆南星、甘草各 5g。

【制法用法】水煎取汁。每日 1 剂，早晚分 2 次服。30 日为 1 个疗程。

【功效主治】化痰祛瘀，润燥滋阴。适用于糖尿病证属痰湿者。

祛瘀化痰通络方

【组成】黄芪、丹参、山楂各 12g，三七粉 3g（冲），半夏、陈胆星、陈皮、白芥子各 12g，海藻、牡蛎、炮穿山甲、络石藤、丝瓜络、路路通、鬼箭羽各 15g。

【制法用法】水煎取汁。每日 1 剂，早晚分 2 次服，1 个月为 1 个疗程。

【功效主治】消痰化瘀，调气通脉。适用于糖尿病证属痰湿者。

小贴士

1 型、2 型糖尿病是怎样发生的

1.1 型糖尿病

1 型糖尿病的病因和发病机制较为复杂，至今仍未完全明了。目前认为主要与遗传因素、环境因素和免疫紊乱等有关。

（1）基因缺陷。它是指从父母那儿传承来的"遗传易感性"。不知道什么原因，有些人与生俱来就容易得糖尿病。目前研究发现，一些孩子体内一些基因异常时，胰岛B细胞容易受外界因素影响，使孩子年纪轻轻就很容易患上这种痛苦的病症，而且必须一辈子接受胰岛素注射治疗。

（2）环境危险因素。主要是病毒感染和化学物质影响。

（3）自身免疫。目前已确定，很大一部分1型糖尿病是由于T细胞参与的细胞免疫加上胰岛B细胞表达的自身抗原相互作用，通过攻击胰岛B细胞自身的抗原－抗体反应而大量破坏胰岛B细胞所致。这可以通过测定血中的胰岛细胞自身抗体来证实。

总之，人类染色体上的基因缺陷决定了1型糖尿病的遗传易感性，易感的人对环境因素特别是病毒感染或化学毒性物质刺激的反应不正常，直接或间接通过自身免疫反应引起胰岛胰岛B细胞破坏，以致胰岛素分泌不足，形成了1型糖尿病。

2.2型糖尿病

2型糖尿病的发病与1型糖尿病有所不同，它是在遗传因素的基础上通过环境因素的作用。导致胰岛素抵抗、胰岛素作用不足或葡萄糖的毒性作用而发生的。

（1）遗传因素。平时经常听到有人说，"我的母亲有糖尿病，我现在也得了糖尿病，是不是我妈妈遗传给我的？"目前研究发现，这种说法有一定道理。2型糖尿病的发病确实与遗传因子有关。遗传的表现各式各样，使糖尿病发病的表现各异。

（2）环境因素。与 1 型糖尿病不同，环境因素中一个最重要的诱发因素是肥胖。男性腰围超过 90cm，女性腰围超过 85cm，说明脂肪多堆积在腹部，称内脏型肥胖，容易导致胰岛素抵抗，以后就容易患糖尿病。

其他的环境因素主要与都市化的生活方式有关，如饮食中摄入油脂太多，饭和蔬菜吃得太少；或老是坐着看电视而疏于活动锻炼，也是罹患该病的"隐秘"杀手。另外，多次怀孕和生育的妇女易患糖尿病。婴儿出生时体重偏低，长大成人后就易罹患 2 型糖尿病。

第二节　兼并发症

一、并发心血管疾病

化瘀养心汤

【组成】黄芪、丹参各 30g，党参、麦冬各 15g，五味子、当归、川芎、郁金、葛根、茯苓各 10g，檀香、砂仁各 4g，炙甘草 3g。

【制法用法】水煎取汁。每日 1 剂，早晚分 2 次服。

【功效主治】活血化瘀，益气健脾，燥湿利水，清心凉血。适用于糖尿病并发冠心病患者。

保元肾气汤

【组成】人参、制附片各 6g，黄芪、生地黄、山茱萸、山药、茯苓、泽泻各 20g，丹皮 30g。

【制法用法】水煎取汁。每日 1 剂，早晚分 2 次服。

【功效主治】滋阴清热，凉血补血，回阳助阳，逐风寒湿邪。适用于 2 型糖尿病合并无症状性心肌缺血患者。

降糖生脉方

【组成】天花粉 20g，生黄芪、生地黄、熟地黄、北沙参、生山楂各 15g，麦冬、五味子各 10g。

【制法用法】水煎取汁。每日 1 剂，早晚分 2 次服。

【功效主治】益补中气，生津止渴，燥湿消肿。适用于糖尿病并发冠心病、高血压患者。

糖心神煎汤

【组成】黄芪 20g，白芍、玄参、丹参、桃仁、莪术各 10g，川芎、红花各 5g，制大黄 3g。

【制法用法】水煎取汁。每日 1 剂，早晚分 2 次服。

【功效主治】益补中气，活血祛瘀，凉血清心除烦。适用于糖尿病并发心脏神经功能异常患者。

地黄汤

【组成】黄芪 30g，丹参 20g，山茱萸、茯苓各 15g，桃仁、檀香、瓜蒌、熟地黄、泽泻、牡丹皮各 10g。

【制法用法】水煎取汁。每日 1 剂，早晚分服。

【功效主治】益补中气，滋阴清热，凉血补血。适用于糖尿病并发冠心病心绞痛患者。

参芪桃红汤

【组成】桃仁、红花、当归、川芎、赤芍、郁金、葛根、瓜蒌各6g，黄芪、太子参、丹参各15g。

【制法用法】煎成400ml汤剂。每日1剂，早晚分2次服。10日为1个疗程。

【功效主治】活血祛瘀，生津通络。适用于糖尿病并发冠心病患者。

补心丹

【组成】生地黄、玄参各20g，丹参、天冬、麦冬、酸枣仁、柏子仁各15g，当归、茯苓、五味子各10g，人参5g。

【制法用法】水煎取汁。每日1剂，早晚分2次服。7日为1个疗程。

【功效主治】滋阴清热，凉血活血，清心除烦。适用于糖尿病并发心脏病患者。

半夏枣仁汤

【组成】黄芪25g，柏子仁、陈皮各10g，党参、半夏、桂枝、白术、生地黄、麦冬、瓜蒌各7.5g，炙甘草5g。

【制法用法】水煎服。每日1剂。

【功效主治】燥湿化痰，养心安神。适用于糖尿病并发冠心病患者。

地黄汤加味

【组成】黄芪30g，丹参、山药各20g，山茱萸、茯苓各15g，桃仁、檀香、瓜蒌、熟地黄、泽泻、牡丹皮各 10g。

【制法用法】水煎取汁。每日 1 剂，早晚分 2 次服。

【功效主治】滋阴补肾，活血祛痰。适用于糖尿病并发冠心病心绞痛患者。

洋参生脉汤

【组成】黄连 15g，西洋参、陈皮、当归各 12g，珍珠粉（冲）1g，甘草 6g。

【制法用法】水煎取汁。每日 1 剂，早晚分 2 次服。

【功效主治】清心安神，健脾养阴。适用于糖尿病并发心律失常，证属气阴两虚、阴阳互损者。

二、并发脑血管疾病

葛黄汤加减

【组成】葛根 30g，黄芪、丹参、炒苍术、菟丝子各 15g，水蛭、红花各 5g，桃仁、川芎、山药各 6g。

【制法用法】水煎取汁。每日 1 剂，分 4 次服。30 日为 1 个疗程。

【功效主治】益补中气，活血化瘀，生津止渴。适用于糖尿病并发脑梗死患者。

滋阴活络冲剂

【组成】玄参、赤芍、生山楂、生地黄、丹参各 15g，制何首乌 12g，麦冬 7.5g，红花 5g，炙甘草 2.5g。

【制法用法】上药制成颗粒冲剂，每包 20g。每次 1 包，日服

2 次，温开水冲服。

【功效主治】滋阴清热，活血化瘀。适用于糖尿病并发中风患者。

枸杞天芪汤

【组成】生黄芪、生山药各 15g，枸杞子、白芍、肉苁蓉、山茱萸各 9g，制何首乌、熟地黄、天花粉各 12g。

【制法用法】水煎取汁。每日 1 剂，早晚分 2 次服。

【功效主治】益气养阴，健脾养胃。适用于糖尿病并发脑动脉硬化症患者。

化瘀汤

【组成】人参、丹参、桃仁、水蛭各 10g，黄芪、生地黄、女贞子、制何首乌、葛根各 20g，知母、牡丹皮、地龙各 15g。

【制法用法】水煎取汁 400ml。每日 1 剂，早晚分 2 次温服。

【功效主治】凉血清心，活血化瘀。适用于糖尿病并发脑梗死患者。

降糖活血汤

【组成】黄精、生地黄、丹参、当归、地龙各 15g，红花、川芎各 10g，水蛭 6g。

【制法用法】水煎取汁。每日 1 剂，分 3 次口服。8 周为 1 个疗程。

【功效主治】益气活血，滋阴降血糖。适用于 2 型糖尿病并发脑梗死，证属气阴两虚、瘀血阻络者。

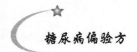
葛根通络饮

【组成】丹参、夏枯草各 25g，葛根 20g，太子参 15g，僵蚕 10g。

【制法用法】水煎取汁。每日 1 剂，早晚分 2 次温服，每次 100ml。

【功效主治】益气活血，祛痰通络。适用于糖尿病并发脑梗死，证属气阴两虚、痰瘀阻络者。

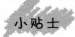

小贴士

可升高血糖的激素有哪些

人体内降低血糖的激素只有胰岛素一种，但它的"死对头"——能升高血糖的激素可不少。因此在降糖作用上，胰岛素简直是"孤军奋战"，形势够严峻吧？胰岛素的这些对头，又被称为胰岛素拮抗激素，算起来有七八种呢。列举如下：

（1）胰岛 A 细胞分泌的胰高血糖素。

（2）儿茶酚胺，包括肾上腺素和去甲肾上腺素，由交感神经节、肾上腺等分泌。

（3）甲状腺分泌的甲状腺素。

（4）由垂体分泌的生长激素。

（5）促甲状腺激素。

（6）促肾上腺皮质激素。

（7）糖皮质激素。

（8）β- 内啡肽和神经紧张素。

三、并发高脂血症

益肾降糖消脂饮

【组成】生地黄 20g，制何首乌、鬼箭羽各 15g，泽泻 12g，枸杞子、陈皮、水蛭各 10g。

【制法用法】水煎取汁。每日 1 剂，早晚分 2 次服。

【功效主治】益气补肾，活血化瘀，清心凉血。适用于糖尿病并发高脂血症患者。

益气活血方

【组成】草决明、当归各 20g，赤芍、山楂、川芎、栀子各 15g，大黄 6g，泽泻 12g，炙甘草 3g。

【制法用法】水煎取汁。每日 1 剂，早晚分 2 次服。

【功效主治】补中益气，活血化瘀。适用于糖尿病并发高脂血症患者。

益肾降消饮

【组成】生地黄、枸杞子各 20g，制何首乌 15g，泽泻 12g，陈皮、水蛭各 10g。

【制法用法】水煎取汁。每日 1 剂，早晚分 2 次温服。

【功效主治】益肾填精，祛瘀化痰。适用于糖尿病并发高脂血症，证属肾精亏虚、痰瘀互阻者。

益肾活血汤

【组成】天花粉 15g，制何首乌、黄精、生地黄各 10g，丹参、鬼箭羽、泽兰、泽泻、山楂各 7.5g，僵蚕 5g。

【制法用法】每剂煎 2 次，首煎前先用清水泡诸药半小时。每日 1 剂，分上、下午服。

【功效主治】生津止渴，活血利水。适用于老年性糖尿病合并高脂血症患者。

清化消瘀方

【组成】黄芪 20g，制何首乌、党参、马齿苋各 15g，山楂、白术、黄芩、虎杖、泽泻、青蒿各 10g，丹参 8g，酒大黄 5g。

【制法用法】水煎取汁。每日 1 剂，早晚分 2 次服。

【功效主治】益气健脾，活血祛瘀。适用于 2 型糖尿病并发高脂血症患者。

益气涤痰化瘀汤

【组成】水蛭 8g，丹参、胆南星、石菖蒲各 10g，瓜蒌 12g，地龙 15g，黄芪、绞股蓝各 20g。

【制法用法】水煎取汁。每日 1 剂，早晚分 2 次服。30 日为 1 个疗程。

【功效主治】益补中气，活血化瘀。适用于糖尿病并发高脂血症患者。

四、并发肾病

固元汤

【组成】熟地黄、茯苓各 20g，女贞子、桑椹、淫羊藿、枸杞子、泽泻、猪苓各 15g，石韦 10g。

【制法用法】水煎取汁。每日 1 剂，早晚分 2 次服。20 日为 1 个疗程。

【功效主治】滋补肝肾，燥湿利水。适用于早期糖尿病并发肾病患者。

芪丹饮

【组成】丹参、益母草各 30g，北黄芪、熟地黄、玉米须、白花蛇舌草各 15g，山茱萸、大黄各 10g，红参、附子各 6g。

【制法用法】水煎取汁。每日 1 剂，早晚分 2 次服。

【功效主治】活血祛瘀，通经止痛。适用于糖尿病并发肾病患者。

固涩补肾汤

【组成】芡实、黄芪各 30g，党参、山药、菟丝子、山茱萸、葛根、丹参各 15g，大黄 6g，水蛭 5g，山楂 9g。

【制法用法】水煎取汁。每日 1 剂，早晚分 2 次服，疗程 2 个月。

【功效主治】益气健脾，补肾涩精，活血化瘀。适用于糖尿病并发肾病患者。

利水消肿汤

【组成】五爪龙 30g，怀山药 20g，天花粉、瞿麦、茯苓各 15g，制附子 5g。

【制法用法】水煎取汁。每日 1 剂，早晚分 2 次服。

【功效主治】益气升阳，利水消肿，通经活络。适用于糖尿病并发肾衰阳虚型水肿患者。

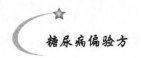

固精利湿汤

【组成】白花蛇舌草 20g，丹参、益母草、茯苓各 15g，藿香、厚朴、半夏各 12g，淡豆豉 10g，砂仁 5g，制大黄 3g。

【制法用法】水煎取汁。每日 1 剂，早晚分 2 次服。

【功效主治】醒脾健胃，利湿去浊。适用于糖尿病并发肾病患者。

参地活血汤

【组成】黄芪 15g，熟地黄 12g，丹参 10g，山茱萸、山药各 6g，茯苓、牡丹皮、泽泻各 4.5g。

【制法用法】水煎取汁。每日 1 剂，早晚分 2 次服。

【功效主治】补气血，益肝肾，活血化瘀。适用于糖尿病并发肾病患者。

川芎牡丹汤

【组成】生黄芪、太子参、茯苓、川芎各 15g，天冬、麦冬、五味子、炒白术、白芍、丹参、牡丹皮各 5g，炒莪术、淡海藻各 7.5g。

【制法用法】水煎取汁。每日 1 剂，早晚分 2 次服。

【功效主治】清热凉血，活血化瘀。适用于糖尿病并发肾病患者。

双黄固肾汤

【组成】黄芪 50g，熟地黄、山药、生薏苡仁、益母草、丹参、鱼腥草各 30g，桑白皮、大腹皮、冬瓜皮各 20g，茯苓 15g，当归、白术各 10g，酒炒大黄 8g。

【制法用法】水煎取汁。每日 1 剂，早晚分 2 次服，2 周为 1
个疗程。

【功效主治】健脾益肾，补肺行气，利水消肿。适用于糖尿
病并发肾性水肿患者。

双参枸杞汤

【组成】党参 20g，黄芪 30g，茯苓、怀山药、菟丝子、川芎、
枸杞子各 10g，补骨脂、丹参、葛根各 15g，肉豆蔻 6g。

【制法用法】水煎取汁。每日 1 剂，早晚分 2 次服。

【功效主治】补脾益肾，活血化瘀。适用于糖尿病并发肾病
患者。

益气固精汤

【组成】熟地黄、猪苓、黄芪、益母草、山药、葛根各 30g，
炒决明子 20g，天麻 15g，柴胡 12g，桑白皮、大腹皮各 10g。

【制法用法】水煎取汁。每日 1 剂，早晚分 2 次服。1 个月为
1 个疗程。

【功效主治】养阴益气，利水消肿。适用于糖尿病并发肾病
患者。

参地活血汤

【组成】黄芪 30g，熟地黄 24g，丹参 20g，山茱萸、山药各
12g，茯苓、牡丹皮、泽泻各 9g。

【制法用法】水煎取汁。每日 1 剂，早晚分 2 次服。20 日为
1 个疗程，间隔 2 日后继续下 1 个疗程，共 4 个疗程，以后汤方
制成丸药服用。

【功效主治】益气活血，滋阴补肾。适用于糖尿病并发肾病患者。

五、并发周围神经病变

养血通络汤

【组成】黄芪、丹参各30g，葛根、鸡血藤、赤芍各15g，当归、川芎、络石藤、钩藤、石楠藤、地龙各10g，蕲蛇5g，广木香3g。

【制法用法】水煎取汁。每日1剂，早晚分2次服。10天为1个疗程。

【功效主治】益补中气，活血化瘀。适用于糖尿病并发周围神经病变患者。

益气养阴活血汤

【组成】黄芪、丹参各30g，生地黄、苍术、葛根各15g，川芎、当归、赤芍各10g。

【制法用法】水煎取汁250ml。每日1剂，早晚分2次服。

【功效主治】益气养阴，凉血活血。适用于糖尿病并发神经病变患者。

糖痹汤

【组成】黄芪30g，桂枝、木瓜、白芍、生地黄、枸杞子、牛膝、莱菔子、木瓜各15g。

【制法用法】水煎取汁。每日1剂，早晚分2次服。

【功效主治】滋阴补气，清热利水。适用于糖尿病并发周围神经病变患者。

祛麻止痛方

【组成】黄芪、鸡血藤各 30g,当归、地龙各 15g,赤芍 12g,牛膝、红花、木瓜、丹参各 10g。

【制法用法】水煎取汁 200ml。每日 1 剂,早晚分 2 次口服。

【功效主治】活血补血,舒筋活络。适用于糖尿病并发周围神经病变患者。

温经通络麻痛汤

【组成】细辛 5g,水蛭 6g,麻黄、蟅虫、红花、川芎、乳香、没药各 10g,桂枝、当归各 12g,牛膝 15g,鸡血藤、太子参各 30g。

【制法用法】水煎取汁。每日 1 剂,早晚分 2 次服(或做成丸)。

【功效主治】温经通络,活血化瘀。适用于糖尿病并发周围神经病变患者。

六、并发视网膜病变

益气养阴方

【组成】黄芪 30g,海螵蛸、丹参各 20g,西洋参、肉苁蓉、山茱萸、金樱子、生地黄各 10g,桃仁、黄连各 5g。

【制法用法】水煎取汁。每日 1 剂,早晚分 2 次服。

【功效主治】滋阴补气,活血化瘀。适用于糖尿病并发视网膜病变患者。

生蒲黄汤

【组成】仙鹤草 30g,生蒲黄(包煎)、牡丹皮、丹参、白茅根各 15g，荆芥炭、当归、郁金、墨旱莲各 10g，甘草 6g。

【制法用法】水煎取汁。每日 1 剂，早晚分 2 次服。10 日为 1 个疗程。

【功效主治】止血消瘀，宁血补血。适用于糖尿病并发眼底出血患者。

益气养阴活血方

【组成】黄芪、山药、玄参各 15g，麦冬、苍术、葛根、丹参各 7.5g，三七粉（冲服）3g。

【制法用法】水煎取汁。每日 1 剂，早晚分 2 次服。

【功效主治】益气养血，活血通络。适用于糖尿病并发视网膜病变患者。

黄芪明目汤

【组成】黄芪、山药各 30g，麦冬、枸杞子、菟丝子各 15g，当归 12g，参三七（研粉冲服）6g，甘草 3g。

【制法用法】水煎取汁。每日 1 剂，早晚分 2 次服。4 周为 1 个疗程，可连续服用 3 个疗程。

【功效主治】益气养阴，活血宁络。适用于糖尿病并发视网膜病变，证属气阴两虚，兼血瘀者。

醒目降糖饮

【组成】生地黄、天花粉、茺蔚子各 30g，知母、麦冬、乌梅、地骨皮、牡丹皮、赤芍、丹参各 15g，生山药 60g，生石膏 90g，玄参 20g，决明子 25g，菊花 10g。

【制法用法】水煎取汁。每日 1 剂，早晚分 2 次服。30 日为

1个疗程。

【功效主治】养阴清热，活血化瘀，清肝明目。适用于糖尿病性视网膜病变，证属阴虚内热、气滞血瘀者。

复明双参汤

【组成】生黄芪、玄参、丹参、决明子各30g，生地黄、苍术、葛根、当归、女贞子各15g，青葙子、密蒙花、谷精草各10g。

【制法用法】水煎取汁。每日1剂，早晚分2次服。6周为1个疗程。

【功效主治】益气养阴，滋补肝肾，活血化瘀。适用于糖尿病性视网膜病变，证属气阴两虚、肝肾亏损、瘀血阻络者。

三草冠花汤

【组成】白毛鹿茸草、三白草根各30g，鸡冠花、黄芪、薏苡仁、山药各15g，红参、茯苓、川芎、地龙、甘草各10g。

【制法用法】水煎取汁。每日1剂，早晚分2次服。2个月为1个疗程。

【功效主治】益气养阴，活血化瘀，利湿祛浊。适用于2型糖尿病并发眼底病变，证属气阴不足、瘀血内阻者。

七、并发足部坏疽

坏疽康复汤

【组成】黄芪、黄精、山药、天冬、麦冬、田基黄、垂盆草各30g，怀牛膝、重楼各15g，甘草4g。

【制法用法】水煎取汁。每日1剂，早晚分2次服。

【功效主治】益气养阴，清热利湿，解毒。适用于糖尿病并发足部坏疽者。

黄芪化瘀汤

【组成】黄芪、山药各30g，苍术、玄参、麦冬、川芎、益母草各10g，茯苓15g。

【制法用法】水煎取汁。早期者，上述内服药每日1剂，分早晚2次服用，30日为1个疗程，多需服2~3个疗程。溃疡期者，上方去益母草，加水蛭10g（制粉），水煎剂冲服水蛭粉，每日1剂，服法同上。

【功效主治】益气养阴，活血化瘀。适用于糖尿病足证属瘀血停滞者。

茵陈赤小豆汤

【组成】茵陈30g，苍术、黄柏、泽泻各10g，生甘草3g，当归6g，赤白芍、牛膝各12g。

【制法用法】水煎取汁。每日1剂，早晚分2次服。

【功效主治】益肝清热，燥湿利水。适用于湿性糖尿病并发坏疽患者。

活血寄生汤

【组成】桑寄生、鸡血藤各15g，丹参10g，赤芍、延胡索、川牛膝、川芎、郁金各7.5g，枳壳、香附各6g。

【制法用法】水煎取汁。每日1剂，分2次内服外洗。30日为1个疗程，休息5日，进行下一个疗程，共治疗3个疗程。

【功效主治】活血祛瘀，理气通络，清热生津。适用于糖尿病足患者。

糖尿病患者都会发生尿毒症、失明或截肢吗

　　前面提到了糖尿病的多种晚期严重并发症，如肾病久了可致尿毒症，眼病厉害了可致失明，老烂脚要截肢才能保住生命等，这一切听起来非常可怕。其实，并非每个糖尿病患者都会发生这种严重情况，只要能做到血糖长期理想控制，这些并发症的发生还是可以避免的。目前，国外完成的两项大型研究——对 1 型糖尿病患者的为期 5 年的 DCCT 研究和针对 2 型糖尿病患者的为期 10 年的 UK-PDS 研究都明确表明：强化血糖控制可使糖尿病微血管并发症（包括肾病、眼病、神经病变等）发生率大大降低，使糖尿病大血管并发症（心肌梗死等）发生率也降低 16% 以上，白内障摘除率下降 24%，视网膜病变恶化减少 21%，尿微量蛋白异常的比例也减少了 33%，而出现血肌酐增加 1 倍（肾功能衰竭）的情况更是减少了 60%。以上确凿的研究数据表明，只要糖尿病患者下定决心维持血糖的稳定，同时控制血压、降低血脂等危险因素，是可以避免出现上述可怕的并发症的。

八、并发胃部轻瘫

动力促胃汤

【组成】黄芪 20g，党参、当归、半夏各 15g，五灵脂、鸡内

金、地龙、陈皮、白术、茯苓各 12g，穿山甲 9g。

【制法用法】水煎取汁。每日 1 剂，早晚分 2 次服。

【功效主治】益气健脾，消食化瘀。适用于糖尿病并发胃轻瘫患者。

康复双参汤

【组成】太子参、沙参、玉竹、石斛、怀山药、白芍、茯苓、谷芽各 15g，枳壳、白术、半夏各 10g，砂仁 6g。

【制法用法】水煎取汁。温服，每日 1 剂。

【功效主治】滋养胃阴，调畅脾胃。适用于糖尿病并发胃轻瘫患者。

白术佛手养胃汤

【组成】莱菔子 20g，赤芍、鸡内金、党参、白术、茯苓、佛手各 15g，枳壳、半夏各 10g。

【制法用法】水煎取汁 300ml。每日 1 剂，早晚分 2 次服。

【功效主治】补气健脾，和胃理气。适用于糖尿病并发胃轻瘫患者。

健胃消食汤

【组成】黄芪 50g，丹参、山药各 20g，白术、鸡内金、党参、槟榔、枳实、黄芩各 10g，木香 9g，大黄 6g。

【制法用法】水煎 2 次，取汁 400ml。每日 1 剂，早晚分 2 次于饭后服。4 周为 1 个疗程。

【功效主治】益气健脾，理气和胃，活血消滞。适用于糖尿病胃轻瘫，证属脾胃气虚、血瘀积滞者。

益气消痞汤

【组成】党参、茯苓、白芍各 15g，白术 12g，甘草、砂仁各 6g，陈皮、苍术、半夏、木香各 10g，薏苡仁、焦山楂、焦六曲各 30g。

【制法用法】水煎取汁。每日 1 剂，早晚分 2 次温服。10 日为 1 个疗程。

【功效主治】健脾和胃，理气消食。适用于糖尿病胃轻瘫，证属脾胃虚弱、气郁食滞者。

九、并发阳痿

糖痿灵

【组成】熟地黄、枸杞子、巴戟天、菟丝子、当归、白芍、牡蛎、黄芪、白术各 15g。

【制法用法】水煎取汁。每日 1 剂，餐前半小时服，素有胃病者，饭后服，14 天为 1 个疗程。

【功效主治】滋阴补肾，补血滋润，益精填髓。适用于糖尿病并发阳痿患者。

补肾坚挺方

【组成】熟地黄 20g，枸杞子、菟丝子、丹参各 15g，山茱萸、怀牛膝各 12g，龟甲胶、当归、柴胡、香附各 10g，陈皮 6g。

【制法用法】水煎。每日 1 剂，分 2 次服。30 日为 1 个疗程。

【功效主治】补肾填精，活血化瘀。适用于糖尿病并发勃起

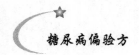

功能障碍患者。

活血填精汤

【组成】生地黄、山药、黄芪各30g，大枣皮、太子参、玄参、苍术、石斛、鸡内金各15g，茯苓、知母、牡丹皮、丹参各12g，桑螵蛸10g。

【制法用法】水煎取汁。每日1剂，早晚分2次温服。

【功效主治】益气养阴，活血固肾。适用于糖尿病性并发阳痿者。

枸杞勃起汤

【组成】枸杞子、菟丝子、蛇床子、制何首乌、熟地黄各15g，五味子、淫羊藿、牛膝各10g，丹参24g。

【制法用法】水煎取汁。每日1剂，早、中、晚分3次服用。后期可改做丸散，每服8g，早晚各服1次；配合会阴锻炼法，以及心理疏导和性生理知识指导。1个月为1个疗程。

【功效主治】益肾，活血，起痿。适用于糖尿病并发阳痿，证属肾虚血瘀者。

十、并发便秘

益气润肠汤

【组成】郁李仁、白芍、当归、火麻仁、桃仁、肉苁蓉各10g，生黄芪、牛膝、丹参各15g。

【制法用法】水煎取汁。每日1剂。

【功效主治】益气养阴，养血活血，润肠通便。适用于糖尿病并发便秘患者。

补肺润肠汤

【组成】炙黄芪40g，杏仁10g，麦冬、肉苁蓉各20g，太子参、丹参、山药各30g。

【制法用法】水煎取汁。每日1剂，早晚分2次口服。

【功效主治】益气养阴，润肠通便。适用于糖尿病并发便秘患者。

补益宣通方

【组成】生地黄、熟地黄各20g，当归、制首乌、肉苁蓉各15g，枳壳、升麻各10g，杏仁、桃仁各7.5g。

【制法用法】常规水泡20分钟后，连煎2次，混合2次药液。每日1剂，早晚分2次服。疗程结束后以麻仁滋脾丸1丸，每日2次口服巩固疗效。

【功效主治】滋阴补血，行血通便。适用于老年糖尿病并发便秘患者。

济川煎加减

【组成】当归20g，牛膝15g，肉苁蓉、升麻、火麻仁各10g，泽泻、枳壳、党参、天花粉、生地黄、知母各12g。

【制法用法】水煎取汁。每日1剂，早、中、晚分3次服，15日为1个疗程。服药期间，节饮食，远肥甘，禁房室，忌恼怒、劳累及辛辣刺激之物。

【功效主治】生津润燥，滋阴降火，润肠通便。适用于老年2

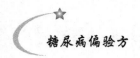

型糖尿病并发便秘者。

十一、并发口腔疾病

滋阴清热汤

【组成】生地黄、熟地黄各 20g，山茱萸 10g，黄连 5g，黄柏、知母各 15g，山药、麦冬、天花粉各 10g。

【制法用法】水煎取汁。每日 1 剂。

【功效主治】滋养肾阴，凉血生津，排脓消肿。适用于糖尿病并发顽固性口疮患者。

加味知柏汤

【组成】熟地黄 30g，山药 15g，知母、山茱萸、泽泻、茯苓各 10g，丹皮 6g，黄柏、天花粉各 20g。

【制法用法】水煎取汁。每日 1 剂。

【功效主治】滋补阴肾，益精填髓。适用于糖尿病并发顽固性口腔感染患者。

十二、并发皮肤感染

清热解毒降糖汤

【组成】黄连 5g，黄芩 10g，苍术、连翘、金银花各 15g，蒲公英、玄参、山药、丹参、生地黄、天花粉各 20g。

【制法用法】水煎取汁。每日 1 剂，分 3 次服。

【功效主治】清热解毒，生津止渴，排脓消肿。适用于糖尿病并发疖肿患者。

消热泻火汤

【组成】黄连 5g，天花粉、红花、生大黄（后下）各 10g，知母 15g，生地黄 20g，丹参 30g。

【制法用法】水煎取汁。每日 1 剂。

【功效主治】清热解毒泻火，活血化瘀。适用于糖尿病并发疮疡患者。

小贴士

胰岛素的生理作用

胰岛素，是人体胰岛 B 细胞分泌的一种激素，它是维持人体正常代谢和生长不可缺少的物质。其主要生理作用：

（1）促进葡萄糖转化为肝糖原。

（2）促进葡萄糖进入细胞发挥作用。

（3）抑制蛋白质、脂肪在肝脏内转化为葡萄糖。

（4）抑制肝糖原分解，起降血糖的作用。但葡萄糖在肝、脑、肠黏膜、肾小管和红细胞等组织或细胞中，却不受胰岛素的调节，可以自由地透过细胞膜，作为提供能量的基本物质。

第二章　食疗偏方

第一节　菜肴偏方

瘦肉香菇蒸豆腐

【组成】豆腐两块（约 200g），瘦猪肉 40g，香菇 12g，香菜、盐、花椒水、料酒、鸡汤各适量。

【制法用法】豆腐切片，用开水烫一下；瘦猪肉切片；香菇用开水泡好，洗净，切成小丁；香菜洗净，切成碎末。把豆腐摆在碗里，加入鸡汤、猪肉、香菇丁、盐、花椒水、料酒，上屉旺火蒸 1 小时。食用时撒上香菜末即可。佐餐食用。

【功效主治】滋阴润燥，补益气血。适用于糖尿病证属阴津亏虚所致的形体消瘦、口渴引饮等患者。

白果莲子猪肚

【组成】白果仁 30g，猪肚 1 个（1000g），莲子 40 粒，香油 35g，食盐 5g，葱 10g，生姜 5g，蒜 5g。

【制法用法】将猪肚洗净，白果仁、莲子去心后装入猪肚内，用针线把口缝合，放入锅内，加清水，炖熟透；捞出晾凉，将猪肚切成细丝，白果仁、莲子同放入盘中。将香油、食盐、葱、生姜、蒜与猪肚丝拌匀即成。佐餐食用。

【功效主治】健脾益胃，补虚益气，调节血糖。适用于糖尿病患者。

怀山药泥

【组成】怀山药 200g，豆沙 150g，京糕 100g，水淀粉 50g，食盐 2g，猪油 30g。

【制法用法】怀山药粉碎成细末，加盐 2g，加水少许，搅拌成细泥；京糕加工成细泥，另置碗内，加少许食盐拌匀，豆沙另置碗中，均上笼蒸透后，取出待用。将手勺置武火上，加清水少许，用水淀粉勾成汁，浇在三泥面上即成。佐餐食用。

【功效主治】健脾和胃，降低血糖。适用于糖尿病患者。

陈皮槟榔

【组成】槟榔 200g，陈皮 20g，丁香 10g，豆蔻 10g，砂仁 10g，食盐 3g，味精 30g。

【制法用法】将槟榔用刀剁成黄豆大小碎块放入锅内。将诸药也放入锅内，加食盐，再加水适量，用武火烧沸，然后用文火煎煮，使药液和槟榔涸干，停火待冷。佐餐食用。

【功效主治】健脾宽胸，顺气消滞，调节血糖。适用于糖尿病患者。

三鲜丝瓜

【组成】鲜嫩丝瓜 250g，番茄 100g，嫩毛豆米 50g，精制植物油、葱花、姜末、精盐、味精、湿淀粉、麻油各适量。

【制法用法】将鲜嫩丝瓜去外皮，洗净，切成 3cm 长的条。番茄用清水反复洗净后连皮切成薄片。嫩毛豆米用清水漂洗，保留毛豆衣，洗净后盛入碗中，备用。炒锅置火上，加植物油，中火烧至六成热时，放入丝瓜，翻炒片刻，加清汤适量，投入嫩毛豆米、番茄片，加葱花、姜末，大火烧沸，焖 10 分钟，加精盐、味精推匀，用湿淀粉勾芡，淋入麻油即成。佐餐食用。

【功效主治】清心除烦，凉血解毒，止渴降糖。适用于糖尿病患者。

鱼腥草拌莴苣

【组成】鱼腥草 250g，莴苣 250g，料酒 10g，食盐 3g，味精 3g，香油 10g。

【制法用法】莴苣皮剥去，洗净；鱼腥草去老梗、杂质，洗净；莴苣切细丝。将莴苣丝及鱼腥草放碗内，加食盐少许搅拌均匀，加上调料，拌匀即成。佐餐食用。

【功效主治】健脾利尿，降低血糖。适用于糖尿病患者。

鲜苦瓜炒猪瘦肉

【组成】苦瓜（白色更佳）240g，猪瘦肉 80g。

【制法用法】用新鲜苦瓜及猪瘦肉共炒熟。佐餐食用。

【功效主治】补肾养血，滋阴润燥。适用于温热病后津液大伤及下消型糖尿病患者。

蛤蜊炖山药

【组成】蛤蜊肉、鲜山药各 100g，黄酒 3ml，精盐 2g。

【制法用法】将鲜山药洗净，去皮，切块；蛤蜊肉洗净。2 味同入锅中水煮，煮开时加黄酒和精盐，文火炖熟即可食用。佐餐食用。

【功效主治】补肾，滋阴润燥。适用于糖尿病患者。

黄精党参蒸鸡

【组成】子母鸡1只，黄精、党参、怀山药各30g，生姜、葱、川椒、盐各适量。

【制法用法】子母鸡去毛和内脏，剁成块，放入沸水锅内烫3分钟后捞出，洗净血沫，装入汽锅内，加入葱、姜、盐、川椒；将洗净的黄精、党参、怀山药加入，盖好汽锅盖，上笼蒸3小时后取出即可食用。佐餐食用。

【功效主治】益气补虚，滋阴润燥。适用于糖尿病患者。

赤豆葛根鲤鱼

【组成】葛根、赤小豆各50g，陈皮、草果各6g，活鲤鱼1尾（1000g），姜5g，葱10g，胡椒2g，盐4g，鸡汤1500g，菜叶250g。

【制法用法】将鲤鱼宰杀后，去鳞、鳃及肠杂，洗净备用。把赤小豆、葛根、陈皮、草果洗净后，塞入鲤鱼腹内，再放入盆内，另加适量姜、葱、胡椒、盐，灌入鸡汤，上笼蒸制。蒸制时间约1小时，待鲤鱼蒸熟后，即可出笼。另将葱丝或绿叶蔬菜用汤略烫，投入鱼汤中即成。佐餐食用。

【功效主治】利水消肿，调节血糖。适用于糖尿病患者。

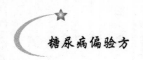

红杞怀山烧活鱼

【组成】怀山药30g，枸杞子20g，活鲫鱼3尾（750g），香菜6g，葱10g，醋10g，料酒10g，胡椒粉2g，姜末5g，盐5g，鸡精2g，香油5g，猪油15g，清汤500g，奶汤500g。

【制法用法】将鲫鱼宰杀后，去鳞、鳃及肠杂，洗净后用开水烫一下；在鲫鱼身上，每隔1.5cm用斜刀切成十字花刀；香菜切成2cm长的段；葱切成丝；山药浸泡一夜，切成3cm³的薄片。在热铁锅内放入猪油，置武火上烧热，依次投入胡椒粉、葱末、姜末，随后放入清汤、奶汤、姜汁、味精、食盐，同时将切过花刀的鲫鱼放在开水锅内烫4分钟（使刀口翻起，除去腥味），取出放入汤里，将山药、枸杞子用温水洗净后，下铁锅内，烧沸后，用文火炖20分钟，加入葱丝、香菜段、醋，并滴入香油即成。佐餐食用。

【功效主治】温中益气，健脾利湿，调节血糖。适用于糖尿病患者。

肉炒黄瓜丁

【组成】黄瓜300g，瘦猪肉40g，油、酱油、生粉、葱、姜、盐、料酒各适量。

【制法用法】猪肉切丁，用生粉、酱油、料酒调汁拌好，黄瓜切丁。油烧热后，先下肉丁，放入姜、葱，武火急炒，再放入黄瓜丁，一同兜炒，放盐，待熟即成。佐餐食用。

【功效主治】清热，利水，解毒。适用于上消型糖尿病，兼有火眼、咽喉肿痛者。

玉竹柏子仁炖猪心

【组成】玉竹30g，柏子仁15g，猪心1具，生姜5g，葱15g，食盐 3g，味精 3g。

【制法用法】精选柏子仁，除去霉烂者；玉竹切片备用。将猪心洗净，用竹片剖开，将柏子仁、玉竹放入猪心内。再将已放入柏子仁、玉竹的猪心，放进炖锅内，加水适量，再置入蒸笼内蒸熟，以猪心熟烂为度。佐餐食用。

【功效主治】养心安神，补血润肠，降低血糖。适用于糖尿病患者。

虫草核桃鸭子

【组成】虫草 15g，核桃仁 200g，荸荠 150g，老鸭 1 只，鸡肉泥 100g，油菜末 50g，葱 10g，生姜 5g，食盐 3g，鸡蛋清 1 个，味精 5g，料酒 10g，淀粉 10g，花生油 35g。

【制法用法】将老鸭宰杀，去毛，开膛去内脏，洗净，用开水余一遍，装入盆内，加入虫草、生姜、葱、食盐、料酒少许，上笼蒸熟透取出晾凉后，将老鸭去骨，切成两块，另用鸡肉泥、鸡蛋清、淀粉、味精、料酒、盐调成糊状；再把核桃仁、荸荠剁碎，加入糊内，淋在鸭子内膛肉上。将鸭子放入锅内，用干净温油炸酥，捞出沥去余油，用刀切成长条块，摆在盘内，四周撒些油菜末即可。佐餐食用。

【功效主治】补肾固精，润肺定喘，调节血糖。适用于糖尿病患者。

三丝芹菜

【组成】芹菜 500g，香菇丝、冬笋丝、香干丝、花生油、黄酒、香油、味精、食盐各适量。

【制法用法】将芹菜洗净，切成约 4cm 的长段，沸水中烫一下，再将切成火柴梗状的香菇丝、笋丝、香干丝烫熟，捞出，然后配上芹菜、味精、黄酒、食盐、香油即成。当菜佐餐，适量食用。

【功效主治】养精止血，清胃涤热。适用于糖尿病患者。

姜汁蕹菜

【组成】蕹菜 500g，食盐 1g，醋、姜汁各 20ml，香油 10ml。

【制法用法】将鲜蕹菜择洗干净，控去水，用手掐成 3cm 长的段，并把菜茎捏破，投入沸水锅中，烫约 1 分钟，见菜色转为碧绿时迅速捞出，滗掉水，装入盘内，摊开散热，食用时，把姜汁倒入晾凉的蕹菜盘中，撒上食盐，浇入香油，淋上醋，拌匀即成。当菜佐餐，适量食用。

【功效主治】清胃凉血。适用于糖尿病患者。

芹菜拌腐竹

【组成】芹菜 500g，腐竹 100g，香油 5ml，食盐、味精各 1g。

【制法用法】将芹菜择洗干净，切成 3~4cm 长的段，放入沸水中烫熟，晾凉控净水。水发腐竹切成 3~4cm 长的段，放入芹菜中，加入调料拌匀即成。当菜佐餐，适量食用。

【功效主治】清心安神，降糖降压。适用于糖尿病患者。

凉拌丝瓜

【组成】鲜嫩丝瓜 1~2 条，香油、食盐、味精各适量。

【制法用法】将丝瓜洗净，入沸水中烫过，切片或切丝均可，入香油、食盐、味精拌匀即成。当菜佐餐，适量食用。

【功效主治】清热化痰，降血糖。适用于糖尿病患者。

黄瓜拌腐竹

【组成】水发腐竹300g，黄瓜200g，花椒油、食盐、味精、葱花、生姜丝各适量。

【制法用法】将水发腐竹切成2.5cm长的段，用沸水烫一下。黄瓜洗净，去蒂，切成象眼片。将腐竹段放入盘内，黄瓜片放在腐竹上面，加入葱花、生姜丝、食盐、味精、花椒油，拌匀即成。当菜佐餐，适量食用。

【功效主治】清热生津，补虚降糖。适用于糖尿病患者。

旱芹拌面筋

【组成】旱芹400g，面筋50g，植物油、食盐、鸡精、醋、生姜末、香油各适量。

【制法用法】先将旱芹洗净，放入沸水锅内焯水后用凉水过凉，沥干水分，备用。再将面筋切成0.7cm粗、4cm长的条，将炒锅置火上，放入植物油，待油烧热后放入面筋炸至金黄色时捞出。将食盐、醋、鸡精、生姜末、香油放入旱芹中拌匀，摆入盘中，放上炸好的面筋即成。当菜佐餐，适量服食。

【功效主治】清热生津。适用于胃燥津伤型糖尿病患者。

芫荽凉拌胡萝卜丝

【组成】胡萝卜250g，芫荽2g，甘草2g，姜丝、酱油、食盐、鸡精、红糖、香油各适量。

【制法用法】甘草洗净后晒干或烘干，研成极细末，备用；芫荽拣去杂质，洗净，切碎，盛入碗中，待用。胡萝卜用清水反复洗净外表皮，切成细丝，放入温开水中泡软，取出，沥干水，用姜丝拌和，装盘，上面撒入芫荽。另取小碗一个，加适量酱油、食盐、鸡精、红糖、香油，再加甘草细末，拌和均匀，浇在芫荽、胡萝卜丝上，用筷拌匀即成。当菜佐餐，适量服食。

【功效主治】补肾养血，明目降糖。适用于糖尿病患者。

旱芹拌苦瓜

【组成】新鲜旱芹 250g，苦瓜 1 个（约 150g），食盐、鸡精、香油、酱油、香醋、五香粉各适量。

【制法用法】将旱芹去根、叶，洗净，放入沸水锅中焯一下，取出，切成 3cm 长的小段，码入盘内，备用。将苦瓜用清水反复洗净外表皮，剖开后去子，切成薄片，入沸水锅中焯一下，捞出，沥去水分，铺放在旱芹段上。另取一碗，放入适量食盐、鸡精、香油、酱油、香醋、五香粉，拌和成调味汁液，浇在苦瓜片上，用筷子拌匀即成。当菜佐餐，适量服食。

【功效主治】清热解毒，生津止渴。适用于胃燥津伤型糖尿病患者。

蒜蓉拌蕹菜

【组成】蕹菜 400g，大蒜头 30g，食盐、味精、酱油、香醋、香油各适量。

【制法用法】将蕹菜洗净，放入沸水锅中焯烫 3 分钟，捞出，沥去水分，切成 3cm 长的小段，码入盘碗中，备用。将大蒜头掰开，剥去外包皮，切碎，剁成蓉，放入碗中，加食盐、味精、酱油、香油、香醋，拌匀成蒜蓉香汁，浇在蕹菜段上，拌和均匀即成。当菜佐餐，适量服食，当日吃完。

【功效主治】清热解毒,健脾降糖。适用于糖尿病患者。

凉拌枸杞叶胡萝卜丝

【组成】胡萝卜250g,枸杞叶2g,甘草2g,酱油、食盐、味精、红糖、香油各适量。

【制法用法】将甘草洗净后晒干或烘干,研成极细末,备用。将枸杞叶拣去杂质,洗净,切碎,盛入碗中,待用。胡萝卜用清水反复洗净,切成细丝,放入温开水中泡软,取出,沥干水分,用姜丝拌和,装盘,上面撒入枸杞叶。另取小碗一个,加适量酱油、食盐、味精、红糖、香油,再加甘草细末,拌和均匀,浇在枸杞叶、胡萝卜丝上,用筷拌匀即成。当菜佐餐,适量服食,当日吃完。

【功效主治】补肾养血,明目降糖。适用于糖尿病患者。

凉拌鲜芦笋

【组成】新鲜芦笋150g,葱花、姜末、食盐、鸡精、香油各适量。

【制法用法】将芦笋洗净后切成丝,放入沸水锅中焯3分钟,捞出后晾干,码入盘中,加入适量葱花、姜末、食盐、鸡精,拌和均匀,淋入香油即成。当菜佐餐,适量服食。

【功效主治】益气补虚,止渴降糖。适用于糖尿病患者。

凉拌苜蓿

【组成】苜蓿250g,食盐、酱油、味精、香油、植物油各适量。

【制法用法】将苜蓿去杂洗净,放入沸水锅中焯一下,捞出后再过几次清水，沥干，切碎放盘内，加入食盐、酱油、味精、香油，拌匀即成。当菜佐餐，适量食用。

【功效主治】健脾利肠，扶正降糖。适用于糖尿病患者。

腐竹拌马齿苋

【组成】鲜马齿苋 200g，水发腐竹 50g，食盐、香油、酱油、生姜末、蒜蓉、味精各适量。

【制法用法】将马齿苋洗净，切成约 3cm 长的段；水发腐竹切成 1.5cm 左右长的段，分别用沸水焯一下，再用凉开水过凉，沥水后装盘，加入食盐、酱油、生姜末、蒜蓉、香油、味精，拌匀即成。当菜佐餐，适量食用。

【功效主治】健脾清肠，降血糖。适用于糖尿病患者。

海蜇拌黄瓜

【组成】黄瓜 100g，海蜇 200g，香油、酱油、醋、盐、蒜末各适量。

【制法用法】黄瓜用清水洗净之后，切丝放入盘中；发好的海蜇用清水洗净，除去表面的杂质和咸味，切成丝之后摆在盘中；将调味料和蒜末浇在上面，拌匀即可食用。佐餐食用。

【功效主治】止渴降糖。适用于糖尿病患者。

海米拌双丝

【组成】芹菜 100g，海米 10g，胡萝卜 100g，盐、酱油、醋、香油各适量。

【制法用法】先用开水将海米泡发；将胡萝卜洗净后去皮，斜切成丝状；芹菜洗净之后斜切成丝状备用；将芹菜和胡萝卜丝放进开水中焯熟、捞出去水分后放入盘中；最后将海米撒在盘子中，根据个人口味撒上调味品拌匀即可食用。佐餐食用。

【功效主治】止渴降糖。适用于糖尿病患者。

清蒸茶鲫鱼

【组成】鲫鱼500g，绿茶适量。

【制法用法】将鲫鱼去鳃、内脏，留下鱼鳞，腹内装满绿茶，放盘中，上蒸锅清蒸熟透即可。每日1次，淡食鱼肉。

【功效主治】补虚，止消渴。适用于糖尿病症见口渴多饮患者。

海米冬瓜

【组成】冬瓜250g，海米10g，植物油、盐、花椒各适量。

【制法用法】将冬瓜去皮后洗净，切块备用；油锅放置大火上，烧至七成熟时放入花椒，等到锅中冒出烟气之后，捞出花椒，放入海米和冬瓜，炒至五分熟的时候，加入适量温水和盐，烧熟即可食用。佐餐食用。

【功效主治】止渴降糖。适用于糖尿病患者。

海米珍珠笋

【组成】水发海米50g，珍珠笋350g，高汤、食用油、香油、精盐各适量。

【制法用法】将油烧至五成熟之后，将姜末放入锅中炒香，倒入料酒和海米，然后再放入珍珠笋、汤，最后放入适量精盐，炒熟即可装盘食用。佐餐食用。

【功效主治】止渴降糖。适用于糖尿病患者。

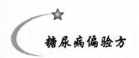

香芹炒鳝丝

【组成】芹菜 200g，香干 50g，黄鳝丝 150g，植物油、葱花、姜末、料酒、精油、精盐、味精、清汤各适量。

【制法用法】将芹菜去叶理好，洗净后切成段，用沸水焯一下；香干洗净，切成香干丝；黄鳝丝洗净，切成段，放入烧至六成热的植物油锅中煸炒，加入葱花和姜末煸出香味，烹入少许料酒翻炒后，再加入芹菜段和香干丝，急火翻炒片刻，下入植物油、精盐、味精及清汤各少许，用武火快炒几下即成。佐餐食用。

【功效主治】清热利湿，降压降糖。适用于糖尿病患者。

二冬小炒

【组成】冬瓜 300g，水发冬菇 100g，植物油、葱花、生姜末、清汤、精盐、味精、黄酒、湿淀粉、麻油各适量。

【制法用法】将冬瓜去皮、瓤，洗净，切成小块。水发冬菇剖成薄片，放入沸水锅中焯一下，待用。将锅置火上，加植物油，武火烧至六成热，加葱花、生姜末，煸炒出香味后，将冬瓜块放入锅中，下入冬瓜块，翻炒片刻，加冬菇薄片及清汤，继续炒至冬瓜熟软，加精盐、味精、黄酒，注意勾芡时，要用湿淀粉勾薄芡，淋上麻油即成。佐餐食用。

【功效主治】益气，利尿，降糖，降压。适用于糖尿病合并高血压患者。

生菜胡萝卜卷

【组成】胡萝卜、生菜各 250g。

【制法用法】将生菜叶洗净，用 70℃水略烫。将胡萝卜洗净，切成细丝，用精盐略腌，投入沸水锅中略烫，捞出后用凉开水过凉，沥干水分，加精盐、味精、麻油、干淀粉，拌匀。再将生菜铺开，放入适量胡萝卜丝，卷成卷，然后上笼蒸约3分钟，自然放凉，改刀装盘即成。佐餐食用。

【功效主治】清热养阴。适用于胃燥津伤型糖尿病患者。

香干炒葱头

【组成】洋葱头（约300g）3个，香干3块，精盐、植物油、酱油、味精各适量。

【制法用法】将洋葱头先剥去外皮后，洗净切去根头，用温水浸泡一下，取出，切成洋葱丝，盛入碗中，加少许精盐，揉搓，腌制10分钟备用。再将香干洗净，切成细丝。将炒锅置火上，加植物油，中火烧至七成热时下洋葱丝、香干丝，急火翻炒，加酱油、味精，熘炒片刻即成。佐餐食用。

【功效主治】生津止渴，行气降糖。适用于糖尿病患者。

西瓜皮爆鳝鱼

【组成】西瓜皮300g，鳝鱼丝150g，各种调味品适量。

【制法用法】将西瓜皮洗净，沥出水分，分外、中、内3层剖开，将中层西瓜皮切成丝，放入碗中，加精盐，抓揉腌渍30分钟，挤去水备用。将外、内两层西瓜皮切碎，捣烂成泥，压榨取汁，盛入碗中备用。将鳝鱼丝用豆粉、精盐、鸡蛋清和西瓜皮汁调匀拌好待用。炒锅置武火上，加植物油烧至七成热时放入葱花、姜末煸炒出香，投入拌好的鳝鱼丝，急火爆炒，烹入黄酒，加腌渍的西瓜皮丝，一起熘炒片刻，待鳝鱼丝熟烂时加适量清汤及精盐、味精、五香粉拌匀，淋入麻油即成。佐餐食用。

【功效主治】清热生津，补虚降糖。适用于肾阴亏虚型糖尿病患者。

枸杞子炖鱼头

【组成】枸杞子 30g，白扁豆 30g，豆腐 250g，1 只鲤鱼头，葱花、姜末等调味品适量。

【制法用法】将枸杞子、白扁豆分别择洗干净，并用温水浸泡 1 小时；鲤鱼头去鳃洗净，放入碗中，加入适量的酱油、料酒和精盐，腌渍 30 分钟后用清水冲洗一下，移入大蒸碗内，放入切成小块的豆腐、葱花、姜末，浸泡后的枸杞子、白扁豆分散放入蒸碗内，加入清汤或鸡汤 800ml，入笼置火上蒸 30 分钟，待鱼头、白扁豆熟烂即取出，撒入少许味精调味即成。佐餐当菜，随意服食。

【功效主治】滋补肝肾，止渴降糖。适用于糖尿病患者。

山杞煲苦瓜

【组成】苦瓜 150g，山药、枸杞子各 20g，猪瘦肉 50g，各种调味品适量。

【制法用法】苦瓜洗净，去掉蒂、子、瓤后切成小块；山药和枸杞子分别洗净，山药切成片，盛入碗中。猪瘦肉洗净，切成片，投入烧热的油锅中煸炒，并撒入葱花和姜末，猪肉变色出香后加入苦瓜片、山药片、枸杞子以及清汤适量，用武火煮沸，加入少许料酒，改用中火煨 30 分钟，待肉片熟烂，撒入精盐、味精和五香粉各少许，拌匀即成。佐餐当菜或汤，随意服食。

【功效主治】益肺补肾，补虚降糖。适用于肾阴亏虚型糖尿病患者。

茼蒿炒萝卜

【组成】白萝卜 200g，茼蒿 100g，植物油、盐、味精各适量。

【制法用法】将白萝卜洗净切条，茼蒿洗净切段备用。锅置武火上，加植物油适量，烧至六成熟，先放入萝卜条，炒至七成熟时加入茼蒿，加盐、味精适量，熟透后即可。佐餐食用。

【功效主治】健脾补中，益肺补虚。适用于肥胖型糖尿病属脾虚气滞者。

大蒜鲶鱼

【组成】鲶鱼（重约 500g）2 尾，蒜瓣 100g，黄酒、食盐、味精、酱油、醋、葱花、生姜末、精制植物油、鲜汤各适量。

【制法用法】将鲶鱼去鳃、内脏，洗净，在鱼身上抹匀食盐、黄酒腌渍 30 分钟，蒜瓣一切为二。油锅烧至四成热，放入蒜瓣炸至起皱纹，加入葱花、生姜末煸香，放入鲶鱼、鲜汤、酱油、黄酒、食盐、味精、醋，烧至鱼熟入味，出锅即成。当菜佐餐，适量食用。

【功效主治】健脾养胃，利水降糖。适用于糖尿病患者。

莲子蒸鲍鱼

【组成】莲子 10g，鲍鱼 50g，沙参 10g，葱 10g，姜 5g，食盐 1g。

【制法用法】将鲍鱼洗净，切成薄片；沙参润透，切成片；莲子水发后，去心；葱切段，姜切丝。把鲍鱼、葱、姜、绍酒、食盐放入碗内，腌渍 30 分钟。把鲍鱼、沙参、莲子放入蒸碗内蒸 1 小时即成。当菜佐餐，适量食用。

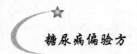

【功效主治】滋阴补肺，生津润燥。适用于燥热伤肺型糖尿病患者。

山药炒猪腰子

【组成】山药 15g，猪腰子 1 个，葱 5g，生姜 5g，绍酒 15ml，酱油 10ml，生粉 10g，植物油 30ml。

【制法用法】将猪腰子一切两半，把白色臊腺除去，切成腰花；山药润软，切丝；葱切花，姜切丝。将腰花放入碗内，加入生粉、清水，放入食盐、绍酒腌渍。炒锅置大火上，加植物油，用中火烧至六成热时，下入葱、姜，煸香，放入腰花、山药丝，炒熟即成。当菜佐餐，适量食用。

【功效主治】滋补肝肾，养阴润燥。适用于肾阴亏虚型糖尿病患者。

玉竹炒藕片

【组成】玉竹 20g，莲藕 200g，胡萝卜 50g，植物油、姜汁、胡椒粉、食盐各适量。

【制法用法】将莲藕洗净，切薄片；胡萝卜削皮，切成丝；玉竹洗净，切成 3cm 长的段。藕入沸水锅内焯软，取出沥干水。炒锅置大火上烧热，加入植物油，再加入莲藕、玉竹、胡萝卜，炒至均匀，下入食盐、姜汁、胡椒粉即成。当菜佐餐，适量食用。

【功效主治】养阴润肺，生津止渴。适用于燥热伤肺型糖尿病患者。

百合旱芹炒乳鸽

【组成】百合 20g，旱芹 50g，乳鸽 1 只，绍酒 10ml，葱节

10g，生姜 5g，食盐 3g，酱油 10ml，味精 2g。胡椒粉 1g，香油 10ml，花生油 50ml。

【制法用法】将乳鸽宰杀后，去毛、内脏及爪；切成小块，用酱油、食盐、生粉，腌渍 30 分钟。旱芹切成小块，放炒锅内炒熟盛入盘内。将炒勺置中火上，加入花生油，烧六成热时，加入乳鸽肉，爆炒至变色，洒入绍酒，再放入旱芹，入姜、葱、盐、味精、酱油、香油炒匀即成。当菜佐餐，适量食用。

【功效主治】滋阴润肺，清热降糖。适用于燥热伤肺型糖尿病患者。

苦瓜炒肉丝

【组成】苦瓜 250g，猪瘦肉 50g，植物油、葱、姜、食盐、鸡精、黄酒各适量。

【制法用法】苦瓜去蒂，洗净，切片，备用。将猪肉洗净，切丝，与苦瓜同入油锅中，加葱、姜、食盐、鸡精、黄酒等调料，急火熘炒至肉丝熟烂即成。当菜佐餐，适量食用。

【功效主治】养阴清热，降血糖。适用于阴虚阳浮型糖尿病患者。

豆豉苦瓜

【组成】豆豉 50g，苦瓜 400g，红辣椒 1 个，酱油 10ml，香油 10ml，植物油 50ml，素鲜汤 50ml，食盐、味精各适量。

【制法用法】将苦瓜削去瓜蒂洗净，切成 4cm 长、2cm 宽、1cm 厚的块，加入适量的食盐拌匀，腌约 10 分钟，放入沸水锅中烫一下，捞出控净水。将豆豉用清水洗净，沥净水；红辣椒去掉蒂和子，切碎。炒锅中放油，用中小火烧热，放入辣椒、豆豉炒出香味，放入苦瓜煸炒几下，放入酱油、素鲜汤，收至汤水将尽时淋上香油翻匀，装入盘中即成。当菜佐餐，适量食用。

【功效主治】开胃解表，降低血糖。适用于糖尿病患者。

芹菜瘦肉炒腐竹

【组成】芹菜 200g，腐竹 50g，猪瘦肉 50g，植物油、姜末、葱花、黄酒、食盐、鸡精、酱油各适量。

【制法用法】将腐竹用温水泡发，沥去水分，入沸水锅中焯透，切成 3cm 长的小条。将猪肉洗净后切成薄片，盛入碗中。将芹菜择洗干净，去叶后切成 3cm 长的小段。炒锅置火上，加植物油，烧至六成热时加葱花、姜末煸炒出香，加肉片熘炒，烹入黄酒，加腐竹条及芹菜段，不断翻炒，加适量清水，并加酱油、食盐、鸡精，再炒至肉片熟透即成。当菜佐餐，适量食用。

【功效主治】清热润燥，益气降糖。适用于糖尿病合并高血压的中老年患者。

素炒蕹菜

【组成】蕹菜 250g，植物油 40ml，食盐 2g，味精 1g。

【制法用法】将蕹菜择洗干净，沥干水，切成长 4cm 的段，锅置火上，放植物油，烧至八成热，下入蕹菜和食盐。快速煸炒，并不断上下翻动，待菜均匀变色，放进味精，再炒至蕹菜变为柔软翠绿时即可。当菜佐餐，适量食用。

【功效主治】清热解毒，凉血降糖。适用于糖尿病患者。

蒜蓉苋菜

【组成】苋菜 500g，大蒜 40g，辣椒油 20ml，香油 15ml，酱

油 15ml, 食盐 2g, 醋 10ml, 白糖 15g, 味精 1g。

【制法用法】将苋菜去杂洗净。大蒜去皮, 洗净拍碎, 剁成蒜蓉。炒锅上火, 加水烧沸, 放入苋菜烫一下, 捞出沥干水, 放入盆内, 加入适量食盐、香油拌匀, 晾凉, 再放入白糖、酱油、醋、食盐、味精、辣椒油、蒜蓉, 拌匀即成。当菜佐餐, 适量食用。

【功效主治】养血润燥, 降低血糖。适用于糖尿病患者。

生煸苜蓿

【组成】鲜嫩苜蓿 300g, 大蒜 10g, 精制植物油 50ml, 白酒 5ml, 食盐、味精各适量。

【制法用法】将苜蓿择洗干净, 沥干水。大蒜去皮洗净, 切成小片。炒锅置火上, 放油烧至六成热, 放入大蒜片炸至金黄出香味时, 放入苜蓿翻炒几下, 加入食盐、白酒再炒几下, 撒上味精调味即成。当菜佐餐, 适量食用。

【功效主治】清热利尿, 降低血糖。适用于糖尿病患者。

丝瓜油面筋

【组成】丝瓜 500g, 油面筋 15 个, 植物油、素汤、香油、湿淀粉、食盐、味精各适量。

【制法用法】将丝瓜削去青皮, 洗净后切成片。每个面筋切成两半。锅置火上, 放植物油烧至八成热, 倒入丝瓜片煸炒几下, 加入食盐和素汤, 放入油面筋, 烧开后再烧片刻, 即用湿淀粉勾芡, 淋上香油, 放入味精炒匀, 出锅装盘即成。当菜佐餐, 适量服食。

【功效主治】清热化痰, 生津降糖。适用于糖尿病患者。

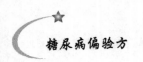

锅烧丝瓜

【组成】丝瓜 200g，植物油 200ml（实耗约 30ml），香油 10ml，面粉 20g，食盐、味精、黄酒、生姜末各适量。

【制法用法】将丝瓜外皮刮洗净，切成 4cm 长的段，放入碗中，用食盐、味精、姜末腌制。把面粉用清水调成糊，将备好的丝瓜放入面糊中拌匀。炒锅置火上，油烧热后把上糊丝瓜逐个煎黄，倒入漏勺中沥干油。原锅留少许油烧热，投入姜末、黄酒、食盐，放一点水，再放入炸好的丝瓜，稍烧一会儿，淋上香油即成。当菜佐餐，适量服食。

【功效主治】凉血解毒，通络降糖。适用于糖尿病患者。

山药卷

【组成】鲜山药 250g，糯米粉 150g，香油 25ml，猪肉 150g，冬笋 50g，虾肉 50g，香菇 15g，食盐 2g，酱油 5ml，黄酒 10ml，植物油 150ml，鸡蛋（取清）1 个，葱花、生姜各适量。

【制法用法】将猪肉、冬笋、香菇、虾肉切成丝，葱、生姜也切成丝，下热油锅煸一下，放入调料，炒好后取出晾凉，备用。山药洗净，去皮，上笼蒸熟烂，过罗成泥，用香油和糯米粉和匀，分成 2 块，擀成片。将炒好的馅放在一头卷一下，两头折起来，再继续卷成卷。开口处用鸡蛋清黏好，用油炸至金黄色捞出，切成斜刀段，露馅一头朝外，摆在盘里即成。当菜佐餐，适量服食。

【功效主治】健脾和胃，补肺降糖。适用于糖尿病患者。

香菇竹笋

【组成】鲜竹笋 250g，干香菇 50g，菠菜心 10g，蒜苗 10g，食盐、黄酒、味精、湿淀粉、香油各适量。

【制法用法】将香菇洗净，放入碗中加水 100ml，上笼用旺火蒸约 30 分钟后取出，汤汁留用。香菇切成薄片，放入凉开水中浸泡。鲜竹笋削去皮，切成 3cm 长的斜刀片，投入沸水中烫熟捞出，沥净水。菠菜洗净，切成 2.5cm 长的段。蒜苗切成 2.5cm 长的段。炒锅置旺火上，加入清水 250ml，倒入蒸香菇的原汁及食盐、黄酒，待烧沸后，下入香菇烫透捞出，盛入汤碗的一边。然后将竹笋下入炒锅，烫透捞出，盛入汤碗另一边，与香菇对称。最后下入菠菜及蒜苗烧沸，撇净浮沫，放入味精，用湿淀粉勾薄芡，浇入汤碗中，淋上香油即成。当菜佐餐，适量食用。

【功效主治】补中益气，健胃降糖。适用于糖尿病患者。

苡仁青瓜拌海蜇

【组成】将薏苡仁 30g，青瓜 300g，海蜇 150g，香油、味精、酱油、食盐、生姜、葱节、绍酒各适量。

【制法用法】将薏苡仁洗净，去泥沙，煮熟，待用。将海蜇洗净，用清水浸泡 2 日，海蜇浸透后，再洗净，切成丝，放入沸水锅中焯透，再用凉水散开，沥干水。将青瓜去皮去子，切成 4cm 长、1cm 宽的条，用食盐浸渍，除去水分。把青瓜、海蜇、葱、姜、绍酒、酱油、香油、味精一同拌匀即成。当菜佐餐，适量食用。

【功效主治】滋阴润肺，清热降糖。适用于燥热伤肺型糖尿病患者。

苡仁拌绿豆芽

【组成】将薏苡仁 20g，绿豆芽 200g，葱段、香油、食盐、味

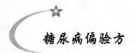

精、醋各适量。

【制法用法】将薏苡仁去杂质，洗净，用碗盛好，放入蒸笼内蒸 40 分钟，待用。绿豆芽放沸水锅内焯熟，捞起沥干水，待用。把薏苡仁、绿豆芽放入盆内，加入醋、食盐、葱花、香油，拌匀即成。当菜佐餐，适量食用。

【功效主治】滋阴清胃，生津止渴。适用于胃燥津伤型糖尿病患者。

马齿苋煎鱼

【组成】鲜马齿苋 250g，鳊鱼 500g，胡椒粉 1g，红辣椒丝 5g，酱油 20ml，精制植物油、食盐、生姜末、葱花、干淀粉、白糖各适量。

【制法用法】将鳊鱼洗净，斜划几刀，抹上食盐、生姜末、胡椒粉，两边都抹上，腌 10~15 分钟。取碗 1 只，放入酱油和适量清水、白糖、食盐、胡椒粉，调匀制成调味汁。平底锅置火上，放油烧至七成热，煸葱花，将鱼身抹上干淀粉下锅煎，煎好一面，再煎另一面，推到锅的一边，留出空间下马齿苋同煎至软，以调味汁淋鱼，再用小火煮，收浓汤汁，放红辣椒丝与马齿苋同炒。装盘时先盛鱼，再将马齿苋盛放周边，将汤汁淋在鱼和菜上即成。当菜佐餐，适量食用。

【功效主治】健脾利湿，降低血糖。适用于糖尿病患者。

松子仁金黄鸭

【组成】鸭（约重 1500g）1 只，松子仁 20g，猪腿瘦肉 200g，白膘 60g，鸡蛋 2 个，料酒 15ml，酱油 15ml，白糖 10g，葱节 10g，生姜 6g，食盐 3g，味精 2g，淀粉 50g，猪油 50g。

【制法用法】将鸭从腹部处开膛，挖去内脏后洗净。鸭子拆肉，切成4大块（即胸、腿各2大块），用刀背轻轻将肉捶一遍。把猪腿肉和白膘分别剁成细末后，加入酱油、料酒、食盐、白糖拌匀，分成4份。将鸡蛋同淀粉调成蛋糊，在鸭肉上涂抹一层后，将每份猪肉末撒在鸭肉上，再撒满松子仁，用手按紧抹平。将锅烧热后放入猪油，待油温达七八成热时，把鸭肉投入，炸上色后，迅速捞出，放在砂锅内。加入料酒、酱油、白糖、食盐、味精、清水，用小火将其煨熟后，滗出原汁，将鸭肉切斜刀块，鸭皮朝上装盘。把原汤汁下锅收浓后，取出浇在鸭肉上即成。当菜佐餐，适量食用。

【功效主治】滋阴，补阳，养胃。适用于阴阳两虚型糖尿病患者。

蒜泥海蜇拌萝卜丝

【组成】紫皮大蒜头2个，白萝卜250g，海蜇30g，食盐、鸡精、葱花、姜末、酱油、香油各适量。

【制法用法】将大蒜头掰成瓣，去皮，洗净后切碎，剁成蒜泥。将海蜇放入温水中浸泡片刻，捞出洗净，切成细丝。将白萝卜洗净外表皮，用温开水冲一下，连皮切成细丝，加食盐少许，腌渍片刻，待入味后滗去过量的汁水，码入盆中，加海蜇丝，并将大蒜泥铺放在海蜇丝上，加鸡精、酱油、葱花、姜末、香油，搅拌均匀即成。当菜佐餐，适量服食，当日吃完。

【功效主治】生津止渴，补虚降糖。适用于阴阳两虚型糖尿病患者。

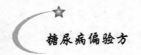

酸梅藕片

【组成】嫩藕 500g，乌梅 100g。

【制法用法】将乌梅去核取肉，按水煮提取法，提取乌梅浓缩汁 75ml。嫩藕洗净污泥，刮去皮，切成薄片，浸泡于冷开水中，待用。将浸泡于冷开水中的藕片捞起，沥干水，装在盘内，随后将酸梅汁分装 2 碟，同藕片一起食用。当菜佐餐，适量食用。

【功效主治】滋阴生津养胃。适用于胃燥津伤型糖尿病患者。

桑椹里脊

【组成】里脊肉 300g，鸡蛋 2 个，山茱萸 3g，女贞子 3g，墨旱莲 3g，桑椹 6g，干淀粉 60g，熟猪油 40g，食盐 2g，绍酒 10ml，酱油 10ml，醋 25ml，蒜片 25g，香油 3ml，葱节 20g，植物油 100ml，生姜、白糖、鲜汤各适量。

【制法用法】将猪里脊肉用力拍松，切成宽、厚各 0.6cm，长约 2cm 的条。姜、葱、蒜洗净，切成粒，将 4 味中药去净灰渣，烘干后研成细末。将食盐、酱油各 1g，中药粉与肉条调拌均匀，再拌湿淀粉。另将酱油、白糖、葱、鲜汤、干淀粉兑成汁。炒锅置旺火上，下植物油烧至七成热，分别投入肉条，炸成金黄色，表面发脆后捞起，滗去油。另放熟猪油、姜、蒜炒香，烹入滋汁搅匀，放入里脊肉、醋簸匀，淋上香油即成。当菜佐餐，适量食用。

【功效主治】滋补肝肾。适用于肾阴亏虚型糖尿病患者。

凉拌海带丝

【组成】泡发好的海带 250g，豆腐干 100g，食盐、白糖、酱油、味精、生姜末、香油各适量。

【制法用法】将泡发好的海带洗净，用开水烫过，捞出切成细丝，放在盘中，再将豆腐干切成丝，倒入盘中，加入食盐、白糖、酱油、味精、生姜末，淋入少量香油拌匀即成。当菜佐餐，适量食用。

【功效主治】润肠通便，降血糖。适用于糖尿病患者。

生拌海参

【组成】鲜刺参 250g，醋 50ml，酱油 15ml，生姜末、香菜末各 15g，香油、味精、食盐各适量。

【制法用法】将加工好的海参顶刀切成长 1cm 的段，排在盘中。将上述各种调料放碗中，调匀成汁，随海参一同上桌，食时蘸用。当菜佐餐，适量食用。

【功效主治】补肾益精，养血润燥。适用于糖尿病患者。

芪杞醉虾

【组成】黄芪、枸杞子各 10g，草虾 500g，黄酒 500ml，辣椒豉油 2 小碟。

【制法用法】将草虾去泥肠，洗净，沥干水，放入瓦锅内，加入 300ml 黄酒，加盖，将虾灌醉，倒出多余黄酒，再加入枸杞子、黄芪与醉虾拌匀。将剩下的 200ml 黄酒倒入另一锅内，加热。当黄酒加热至出现熊熊火焰时，加入醉虾煮熟，去掉枸杞子、黄芪，蘸辣椒豉油一起食用。当菜佐餐，适量食用。

【功效主治】滋阴助阳。适用于阴阳两虚型糖尿病患者。

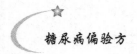

山楂葛根炖牛肉

【组成】山楂 15g，牛肉 100g，葛根 30g，白萝卜 200g，黄酒、姜片、食盐、味精、五香粉、香油各适量。

【制法用法】将葛根、山楂分别洗净，切成片，放入纱布袋中，扎口备用。将牛肉洗净，切成 $2cm^3$ 的小块。将白萝卜洗净后切成 $3cm^3$ 的小块。砂锅中加清水，放入葛根、山楂药袋，放入牛肉、萝卜块，大火煮沸，加黄酒、姜片，改用小火煨炖 1 小时，待牛肉熟烂，取出药袋，加食盐、味精、五香粉，淋入香油即成。当菜佐餐，适量服食。

【功效主治】养脾胃，清肺热，降血糖。适用于胃燥津伤、燥热伤肺型糖尿病患者。

胖大海炖猪肺

【组成】胖大海 10g，猪肺 300g，食盐 3g，葱节 6g，绍酒 5g。

【制法用法】将猪肺洗净，切成 $3cm^3$ 的块；胖大海用洁净布擦洗干净（不能用水泡洗）；葱切成花。把猪肺与绍酒、盐、葱一同腌渍 30 分钟。把胖大海、猪肺放入炖锅内，加水 600ml。将锅置大火上烧沸，用小火炖煮 50 分钟即成。当菜佐餐，适量食用。

【功效主治】养阴清肺，生津止渴。适用于燥热伤肺型糖尿病患者。

玉竹沙参蒸龟肉

【组成】玉竹 15g，北沙参 20g，龟肉 50g，绍酒 10ml，葱

10g，姜 5g，食盐 2g，鸡汤 100ml。

【制法用法】将龟肉洗净；北沙参润透，切成片；玉竹洗净，切成段；将姜拍松、葱切成段。把龟肉、玉竹、北沙参、姜、葱、绍酒同放蒸盆内，拌匀，加鸡汤。然后蒸盆置入锅中，大火上蒸 30 分钟即成。当菜佐餐，适量食用。

【功效主治】滋阴潜阳，止渴降糖。适用于胃燥津伤型糖尿病患者。

沙参麦冬蒸鲫鱼

【组成】沙参 10g，麦冬 10g，鲫鱼 100g，绍酒、葱、姜、食盐各适量。

【制法用法】将鲫鱼去鳃、鳞、内脏，特别是鱼血与鱼腹中黑膜层一定要刮净；沙参洗净，切片；麦冬洗净，切片；葱切段，姜切丝。把麦冬、沙参加水 50ml，上笼蒸 30 分钟后取出。把绍酒、食盐抹在鱼身上，再将鱼放入蒸盆内，把麦冬、沙参片放在鱼身上，连药液一同倒入鱼盆内；再把葱、姜放在鱼身上。把鱼盆置蒸笼中，大火蒸 15 分钟即成。当菜佐餐，适量食用。

【功效主治】滋阴养胃，生津止渴，健脾降糖。适用于胃燥津伤型糖尿病患者。

昆布海藻黄豆

【组成】昆布 50g，海藻 50g，黄豆 250g，食盐适量。

【制法用法】以上前 3 味洗净入锅，加水煎煮至豆烂，加入食盐调味，即成。每日 2 次，连汤吃完。

【功效主治】清热散结降糖。适用于糖尿病患者。

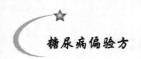

黄精蒸海参

【组成】黄精 12g，水发海参 50g，火腿肉 20g，大枣 5 枚，水发冬菇 20g，酱油 10ml，食盐 2g，鸡汤 200ml。

【制法用法】将水发海参洗净，顺着切成长条；大枣洗净，去核；黄精切片，火腿切片，冬菇切薄片；把海参装入蒸盆内，抹上食盐、酱油，将冬菇、大枣、黄精放在海参上面，火腿放在海参旁边，加入鸡汤。然后把海参盆置蒸笼内，用大火蒸 45 分钟即成。每 3 日 1 次，佐餐食用。

【功效主治】滋补肝肾。适用于肝肾亏虚型糖尿病患者。

薏苡仁蒸鲤鱼

【组成】鲤鱼（重约 1000g）1 尾，薏苡仁 100g，陈皮 10g，草果 5g，生姜 10g，食盐、味精各 3g，胡椒粉 1g，鲜汤 500ml。

【制法用法】将草果去壳，清水洗净。陈皮用温水浸泡半小时，再用清水洗净，切成细丝：薏苡仁用水浸泡 2 小时，拣去杂质，洗净。生姜洗净，切成片。将鲤鱼去鳞、鳃及内脏，清水洗净。将草果、陈皮、薏苡仁塞入鱼腹内，再将鱼放入大碗内，加入生姜片等调料及鲜汤，上笼蒸 90 分钟左右。将熟鱼出笼，拣去生姜、草果、陈皮、薏苡仁即成。当菜佐餐，适量食用。

【功效主治】消肿解毒，健脾降糖。适用于糖尿病患者。

参杞甲鱼

【组成】白参 5g，枸杞子 10g，茯苓 10g，活甲鱼 1 只，火腿瘦肉 100g，鸡蛋 1 个，猪板油 5g，葱 20g，生姜 20g，鲜汤 500ml，黄酒 15ml，味精 1g，食盐 2g。

【制法用法】将甲鱼剁去头，沥干血，放在钵内，加沸水烫3分钟后取出，用小刀刮去背部和裙边上的黑膜，再剥去四脚上的白衣，剁去爪和尾，剖开腹腔，取出内脏，洗净。锅置火上，放入清水和甲鱼，煮沸后，用小火炖约半小时后捞出，放在温水内，撕去黄油，剔去背壳及四肢的粗骨，洗净，切成3cm³的块，放入碗内。将火腿肉切成小片，猪板油切成丁，盖在甲鱼上面，另将所有调料的一半（味精除外）兑入适量鲜汤注入碗中。将茯苓用纱布包好投入汤中，白参研成细粉，与枸杞子一道撒在面上，用湿绵纸封碗口，上笼蒸约2小时至熟烂。将甲鱼取出扣入另碗中，原汤用剩下的一半调料及味精调味，煮沸后撇去浮沫，再打入鸡蛋，略煮后浇在甲鱼上面即成。当菜佐餐，适量食用。

【功效主治】滋阴补阳，益气养血。适用于阴阳两虚型糖尿病患者。

南沙参炖猪肉

【组成】南沙参30g，猪肉150g，胡萝卜200g，绍酒、葱节、生姜、食盐各适量。

【制法用法】将猪肉洗净，切成3cm³的块；胡萝卜洗净，切成3cm³的块；南沙参切成片，姜拍松，葱切成段。把猪肉、南沙参、胡萝卜、葱、姜、食盐、绍酒放入炖锅内，加水1000ml，置大火上烧沸，再用小火炖煮1小时即成。当菜佐餐，适量食用。

【功效主治】养阴清肺，益胃健脾，生津止渴。适用于燥热伤肺型糖尿病患者。

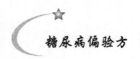

黄精煲乌鸡

【组成】黄精 20g，乌鸡（750g）1 只，绍酒、葱、姜、食盐各适量。

【制法用法】将黄精洗净、切片；乌鸡宰杀，去毛及内脏；葱切段，姜拍松。将鸡放入炖锅内，把黄精、葱、姜放入鸡腹内，食盐和绍酒抹在鸡身上，加水 2000ml。炖锅置大火上烧沸，再用小火炖 40 分钟即成。当菜佐餐，适量食用。

【功效主治】养阴润肺，止渴降糖。适用于燥热伤肺型糖尿病患者。

枸杞炒芹菜

【组成】枸杞子 30g，新鲜芹菜 200g，植物油、酱油、葱花、食盐、鸡精各适量。

【制法用法】将枸杞子洗净，芹菜洗净后切成段。炒锅内加植物油，烧至六成热时下葱花煸香，随即加入芹菜段、枸杞子，翻炒片刻，加适量食盐、鸡精、酱油，再炒至熟即成。当菜佐餐，适量服食。

【功效主治】滋补肾阴，降血糖。适用于糖尿病患者。

枸杞鸡丁

【组成】鸡脯肉 250g，枸杞子 15g，净青笋 50g，葱花、食盐、酱油、菜油、湿淀粉、醋、绍酒各适量。

【制法用法】选用仔公鸡胸脯肉同青笋一样切成丁。鸡丁加食盐、湿淀粉拌匀。将醋、酱油、湿淀粉兑成汁待用。枸杞子用温热水洗净，晾凉。炒锅置旺火上，下菜油烧至六成热，下鸡丁炒散，加绍酒、青笋炒匀，再烹入滋汁炒匀，撒入葱花，枸杞子炒匀起锅入盘。当菜佐餐，适量食用。

【功效主治】滋补肝肾，益气降糖。适用于肾阴亏虚型糖尿病患者。

山药烧甲鱼

【组成】甲鱼（800g）1只，怀山药60g，枸杞子30g，女贞子20g，熟地黄30g，猪肉100g，独蒜30g，姜块10g，葱白节10g，熟猪油60g，酱油15ml，食盐3g，味精1g，胡椒粉1g，肉汤1000ml，绍酒、香油各适量。

【制法用法】将甲鱼腹部朝天，待头伸出时，用刀宰杀去头2/3，放尽血，然后放入沸水中煮约10分钟捞起。用小刀将甲鱼周围的裙边、腹部软皮与四肢粗皮刮洗净，再入沸水中煮15分钟。除去甲壳和内脏，用清水洗净，切去脚爪，横切成6cm长的块，再入开水中煮5分钟，去其腥味捞出。将猪肉洗净，切成块，入沸水中余几分钟。上述中药洗净，切成片，装入纱布袋中封口。将炒锅置旺火上，下熟猪油烧至六成热，下姜、葱炒出香味，加猪肉炒几下，再放食盐、酱油、绍酒、肉汤及中药包烧沸，倒入砂锅内加盖，置于小火上，放入甲鱼、胡椒粉炖至鱼熟烂。大蒜洗净，入笼蒸熟。将砂锅放置旺火上，加入蒸熟的大蒜，待汤汁收浓至100ml时，拣出姜、葱、药包不用，加入味精，淋香油搅匀即成。当菜佐餐，适量食用。

【功效主治】滋补肝肾。适用于肾阴亏虚型糖尿病患者。

枸杞豆腐炖鱼头

【组成】枸杞子30g，白扁豆30g，鲤鱼头（或花鲢鱼头）1个，豆腐250g，葱花、姜末、食盐、味精、酱油、黄酒各适量。

【制法用法】先将枸杞子、白扁豆分别洗净，并用温水浸泡1小时，备用。再将鱼头去鳃，洗净，放入碗中，将适量酱油、黄酒、食盐抹在鱼头上，腌渍30分钟，用清水冲洗一下，移入大蒸碗内，放入切成小块的豆腐、葱花、姜末，并将浸泡的枸杞子、白扁豆分散放入蒸碗内，加清水（或鸡汤）800ml，上笼屉蒸30分钟，待鱼头、白扁豆熟烂取出，加适量味精，调味即成。当菜佐餐，适量服食。

【功效主治】滋补肝肾，健脾益肾，止渴降糖。适用于阴阳两虚型糖尿病患者。

山药杞子煲苦瓜

【组成】苦瓜150g，山药20g，枸杞子20g，猪瘦肉50g，葱花、姜末、料酒、食盐、味精、五香粉、植物油各适量。

【制法用法】先将苦瓜洗净，去蒂、瓤及子后，切成小块，备用。将山药、枸杞子分别洗净，山药切成片，盛入碗中。猪肉洗净，切成片，入盛有植物油的油锅内，中火煸炒，加葱花、姜末，猪肉变色出香后，加苦瓜片、山药片、枸杞子及清水适量，大火煮沸，加料酒适量，改用中火煨30分钟，待肉片熟烂，加食盐、味精、五香粉各少许，拌匀即成。当菜佐餐，适量服食。

【功效主治】益肺补肾，止渴降糖。适用于阴虚阳浮型糖尿病患者。

杜仲核桃炖猪腰子

【组成】猪腰子1对，核桃仁30g，杜仲或杜仲炭30g，金樱子30g，调料适量。

【制法用法】将猪腰子洗净，一剖两半，去臊腺，切成小块，与核桃仁同入锅中，再放入装有杜仲炭、金樱子的布袋，加水适量，大火煮沸，改小火炖煮40分钟取出药袋加入调料即成。当菜佐餐，适量食用。

【功效主治】双补阴阳，益气降糖。适用于阴阳两虚型糖尿病患者。

山药麦冬煲丝瓜

【组成】丝瓜150g，山药、麦冬各20g，猪瘦肉50g，葱花、姜末、植物油、料酒、食盐、味精、五香粉各适量。

【制法用法】先将丝瓜洗净，去蒂后，切成小条，备用。将山药、麦冬分别洗净，山药切成片，盛入碗中。猪肉洗净，切成片，入盛有植物油的油锅内，中火煸炒，加葱花、姜末，猪肉变色出香后，加丝瓜条、山药片、枸杞子及清水适量，大火煮沸，加料酒适量，改用中火煨30分钟，待肉片熟烂，加食盐、味精、五香粉各少许，拌匀即成。当菜佐餐，适量服食。

【功效主治】益脾补肾，止渴降糖。适用于阴阳两虚型糖尿病患者。

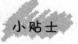

小贴士

糖尿病患者的食养原则

（1）控制热量摄入，每千克体重摄入25~30千卡为宜。对于肥胖患者应逐渐控制热量，使其体重下降至正常。

（2）严格限制糖的摄入，防止体内脂肪积存过多导致酮症酸中毒。

（3）供给充足蛋白质，可把蛋白质的热能比提高到15%～20%。

（4）限制动物脂肪及含饱和脂肪酸高的脂肪摄入。

（5）摄入丰富的维生素 B_1 及维生素 B_2。

（6）保证足够的膳食纤维，膳食纤维具有降血糖及改善糖耐量的作用。

第二节　粥类偏方

萝卜粳米粥

【组成】鲜萝卜 750g，糯米 100g。

【制法用法】将萝卜洗净切碎，煮熟取汁液，同糯米加水煮成粥。每日食用 2 次。

【功效主治】止渴利浊行气。适用于糖尿病症见口干口渴、小便频数者。

田螺粥

【组成】活田螺 100 只，糯米 1000g。

【制法用法】先将糯米煮成稀粥，冷却后，倒入活田螺中，待螺食粥尽，吐出沫，收其汁饮用。每日食用 2 次。

【功效主治】降血糖。适用于糖尿病患者。

山药胡萝卜粥

【组成】山药 50g，胡萝卜 100g，粳米 60g。

【制法用法】按常法煮粥食用，每日 2 次。

【功效主治】健脾益气。适用于糖尿病患者。

菠菜根粥

【组成】鲜菠菜根 250g，鸡内金 10g，大米 120g，精盐适量。

【制法用法】将菠菜根洗净切碎，与鸡内金、大米一同入锅，加水煮粥，调味食用。每日 2 次。

【功效主治】滋阴润燥，养胃生津。适用于糖尿病患者。

山药扁豆粥

【组成】鲜山药、粳米各 30g，白扁豆 15g。

【制法用法】将鲜山药去皮切片，先煮粳米、扁豆，后入山药，粥成即可。每日 2 次食用。

【功效主治】益气养阴，健脾化湿。适用于肥胖型糖尿病脾气虚弱者。

青粱米粥

【组成】青粱米 100g。

【制法用法】按常法将米煮成粥，每日 2 次食用。

【功效主治】健脾益气。适用于糖尿病症见周身乏力者。

参苓山药二米粥

【组成】人参 3g，茯苓 15g，山药 30g，粟米 50g，大米 50g。

【制法用法】将人参、茯苓、山药焙干，研细粉备用。用清水将大米、小米淘净共入锅中，加适量水，武火烧沸，加入药粉；再加适量清水文火炖至米烂成粥。每日1次。

【功效主治】健脾补肺，益气生津。适用于脾肺不足、气阴两虚型糖尿病患者。

珠玉二宝粥

【组成】生山药60g，生苡仁60g，柿霜饼30g。

【制法用法】山药、苡仁碾成粗粒；柿饼切成丁。将山药、苡仁同放入炖杯内，加水500ml，置武火上烧沸，再用文火炖煮35分钟即成。每日2次食用。

【功效主治】滋养脾肺，止咳祛痰，调节血糖。适用于三消型糖尿病痰多咳嗽患者。

山药大枣粥

【组成】生山药粉50g，大枣5枚。

【制法用法】做成粥样。每日服1次，1个月为1个疗程，停1周再服。

【功效主治】补气益脾，养阴清热。适用于糖尿病症见口渴、尿频者。

桂圆粥

【组成】桂圆20g，怀山药20g，荔枝干20g，五味子10g，粳米100g。

【制法用法】同煮为粥。每日1次食用。

【功效主治】滋阴补肾。适用于肾阴亏损型糖尿病患者。

黄芪山地粥

【组成】黄芪 30g，山药 100g，生地黄 15g。

【制法用法】将黄芪、生地黄煎水取汁，山药研为粉末；将前汁煮沸，频频撒入山药粉，搅匀，煮成粥食。每日 1 次食用。

【功效主治】补气益脾，养阴清热。适用于糖尿病症见口渴、口干、尿频者。

地黄百合绿豆粥

【组成】生地黄、百合各 20g，绿豆 50g，粳米 100g。

【制法用法】将以上各品洗净后放入锅内，加水 600ml，用大火烧沸后，转成小火煨煮 30 分钟即可。每日 1 次，佐餐食用。

【功效主治】清热生津，调节血糖。适用于糖尿病伴有口渴多饮者。

枸杞子粥

【组成】枸杞子 20g，粳米 100g。

【制法用法】将枸杞子与粳米放入砂锅内，加水用急火烧至沸腾，改文火待米开花、汤稠时，停火闷 5 分钟即成。早晚温热饮用，可长期服用。

【功效主治】滋补肝肾，益精明目。适用于肝肾阴虚型糖尿病患者。

枸杞叶粥

【组成】鲜枸杞叶 100g，糯米 50g，白糖少许。

【制法用法】取鲜枸杞叶洗净加水 300ml，煮至 200ml 时去叶，入糯米、白糖，再加水 300ml 煮成稀粥。早晚餐温热食。

【功效主治】补虚益精，清热明目。适用于糖尿病患者。

苦瓜玉竹粥

【组成】苦瓜 150g，玉竹 20g，粳米 50g。

【制法用法】苦瓜去蒂柄，洗净后切成片，去子保留瓜瓤，备用。将粳米淘净，与玉竹一同放入砂锅内加水煨煮成稠粥，粥将成时调入苦瓜片，用小火继续煨煮 10 分钟即成。早晚分服。

【功效主治】清暑泻热，养阴降糖。适用于糖尿病患者。

丝瓜百合粥

【组成】丝瓜 500g，百合 30g，虾皮 15g，粟米 100g。

【制法用法】将百合洗净，丝瓜刨去薄层外皮，洗净后切成滚刀小块，备用。将粟米淘洗干净，放入砂锅，加适量水，大火煮沸后改用小火煨煮至粟米熟烂，放入丝瓜滚刀块及虾皮，再加葱花、姜末、食盐、味精，并烹入黄酒，搅拌均匀，再以小火煨煮片刻即成。早晚分服，随餐作主食，当日吃完。

【功效主治】清热化痰，止渴降糖。适用于燥热伤肺型糖尿病患者。

山药麦麸粥

【组成】鲜山药 60g，麦麸 50g，粟米 50g。

【制法用法】将鲜山药洗净，去皮，切成小方块，入锅，加水煮至六成熟时调入洗净的粟米，煮沸后加麦麸，充分拌和均匀，熬煮至粟米熟烂即成。早晚分服，当日吃完。

【功效主治】滋阴补肾，健脾止渴。适用于糖尿病患者。

芹菜牛肉末粥

【组成】连根芹菜（洗净、切碎）120g，熟牛肉末 10g，粟米 100g。

【制法用法】将芹菜与粟米分别洗净，一同煮粥，待熟时加入牛肉末，稍煮即成。早晚分 2 次温热服用。

【功效主治】清热凉血，益气补虚。适用于糖尿病患者。

山药猪肚粥

【组成】山药 30g，猪肚 100g，粳米 50g。

【制法用法】将猪肚用食盐反复搓揉，洗净腥味及黏液，切成 3cm 长、2cm 宽的方块，淘洗干净。将猪肚、粳米、山药同放入电饭煲内，加水 800ml，煲烂即成。每日 1 次食用。

【功效主治】滋阴润胃，健脾补中。适用于糖尿病患者。

百合葛根粥

【组成】百合 12g，葛根 10g，粳米 60g。

【制法用法】将百合洗净，掰成瓣；粳米淘洗干净。葛根放入锅内，加水 500ml，煎煮 30 分钟，除去葛根，放入粳米、百合，再用大火烧沸，小火煮 30 分钟即成。早晚分 2 次食用。

【功效主治】补肺清热，生津止渴。适用于燥热伤肺型糖尿病患者。

大蒜粟米粥

【组成】紫皮大蒜 30g，粟米 100g。

【制法用法】大蒜去皮，切碎，剁成糜糊，备用。将粟米淘净，放入砂锅，加水适量，煨煮成黏稠粥，粥将成时，调入大蒜糊，小火煮沸即成。早晚分 2 次食用。

【功效主治】滋阴补虚，行滞降糖。适用于糖尿病患者。

海藻双仁粥

【组成】海藻 15g，海带 15g，甜杏仁 10g，薏苡仁 60g。

【制法用法】将以上前 3 味加适量水煎煮，去渣后将药汁与洗净的薏苡仁一同熬煮成粥。早晚分 2 次食用。

【功效主治】化痰降糖。适用于糖尿病患者。

鲤鱼萝卜粥

【组成】鲤鱼(重约 500g)1 尾，萝卜 100g，粟米 100g，葱花、生姜末、胡椒粉、黄酒、食盐、味精、香油各适量。

【制法用法】将鲤鱼去鳞、鳃及内脏，用清水洗净后，放入锅中，加入葱花、生姜末、黄酒、胡椒粉及适量清水，用旺火煮沸，转用小火煮至鱼肉极烂，用汤筛过滤去鱼刺，加清水适量继续煮。将粟米淘洗干净。萝卜去外皮，洗净，切成细丝。把粟米和萝卜丝倒入鱼锅内，用小火慢慢煮成稀粥，加入香油、食盐、味精调味即成。当主食，每日适量食用。

【功效主治】清肺化痰，利水消肿。适用于糖尿病患者。

西洋参核桃粥

【组成】西洋参 3g，核桃仁 10g，茯苓 15g，生姜 5g，粳米 100g。

【制法用法】将西洋参、茯苓同煎取汁，煎 3 遍。合并 3 次

煎液。将核桃仁捣烂，与药汁、生姜、粳米（预先淘净）共
煮为粥。亦可将药汁与核桃仁分两份，早晚分别与粳米煮粥
食用。

【功效主治】双补阴阳，补脾益肺，宁神降糖。适用于阴阳
两虚型糖尿病患者。

陈皮海带粥

【组成】海带、粟米各100g，陈皮2片。

【制法用法】将海带用温水浸软，换清水漂洗干净，切成碎
末；陈皮用清水洗净。将粳米淘洗干净，放入锅内，加水适量，
置于火上，煮沸后加入陈皮、海带，不时地搅动，用小火煮至粥
成即可。早晚分2次食用。

【功效主治】补气养血，清热降糖。适用于糖尿病患者。

苦瓜芦笋粳米粥

【组成】苦瓜150g，鲜芦笋50g，粳米50g。

【制法用法】苦瓜去蒂柄，洗净后切成片，去子保留瓜瓤，
备用。将粳米淘净，入砂锅后加水煨煮成稠粥，粥将成时加入苦
瓜片及洗净的芦笋片。用小火继续煨煮10分钟即成。早晚分2
次食用。

【功效主治】清胃泻热，降血糖。适用于糖尿病患者。

大麦薏米鳝鱼粥

【组成】大麦90g，薏苡仁30g，黄鳝、粳米各100g，香油、
生姜、食盐、味精、酱油各适量。

【制法用法】先将黄鳝用盐水浸泡半小时，宰杀，去内脏，

用清水反复洗净,切成段,沥干水。把大麦、薏苡仁、粳米分别淘洗干净。生姜洗净,切成片。炒锅置火上,放油烧热,将黄鳝煎香铲起,装入碗内。将全部用料一起放入砂锅内,加清水适量,旺火煮沸后,转用小火煮至大麦熟烂为度,调入香油、食盐、味精、酱油拌匀,即可。当主食,适量食用。

【功效主治】健脾利湿。适用于糖尿病患者。

洋葱天花粉粥

【组成】洋葱 150g,天花粉 10g,粟米 100g。

【制法用法】洋葱剥去外皮,切去根头,洗净后用温开水冲一下,切成细丝,放入碗中,用少许食盐腌渍 15 分钟,备用。将天花粉洗净后晒干或烘干,研成极细末,待用。将粟米淘洗干净,放入砂锅,加适量水,大火煮沸后改用小火煨煮 30 分钟,调入天花粉细末,继续煨煮 20 分钟,待粟米熟烂后加入洋葱丝,大火煨煮 5 分钟即成。早晚分服。

【功效主治】清热解毒,生津止渴。适用于糖尿病患者。

丝瓜粟米粥

【组成】丝瓜 500g,粟米 200g,生山药 200g,食盐、味精各 1g。

【制法用法】丝瓜、山药分别刮皮,洗净,切块。将粟米淘净与山药同放入锅中,加清水适量煮沸,加入丝瓜和食盐煮成粥后,再加味精即可。早晚分 2 次食用。

【功效主治】健脾养血,降低血糖。适用于糖尿病患者。

山药苡仁粥

【组成】山药 60g，薏苡仁 30g，麦冬 10g。

【制法用法】将山药洗净，与淘洗干净的薏苡仁、麦冬一同入锅中，煮成稠粥即成。早晚分 2 次食用。

【功效主治】清热润燥，养阴生津，降低血糖。适用于糖尿病患者。

山药枸杞子粥

【组成】枸杞子 10g，怀山药 15g，粳米 50g。

【制法用法】枸杞子洗净；怀山药洗净，切薄片；粳米洗净。将粳米、怀山药、枸杞子一同放入锅内，加水 500ml。然后把锅置大火上烧沸，再小火煮 35~40 分钟即成。早晚分 2 次食用。

【功效主治】补肝肾，益精血。适用于肾阴亏虚型糖尿病患者。

魔芋粥

【组成】魔芋精粉 2g，粟米 50g。

【制法用法】将粟米淘洗干净，放入砂锅，加适量水，大火煮沸后，改用小火煨煮成稀粥，粥将成时，调入魔芋精粉充分拌和均匀，继续用小火煨煮 15 分钟即成。早晚分 2 次食用。

【功效主治】清热解毒，降血糖。适用于糖尿病患者。

竹笋粟米粥

【组成】中等鲜竹笋 1 个，粟米 100g。

【制法用法】将鲜竹笋去皮，洗净，切成薄片，粟米淘净与

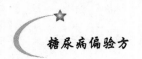

笋片一同煮成粥待用。早晚分 2 次食用。

【功效主治】清肺祛热，利湿止渴。适用于糖尿病患者。

冬瓜赤豆粥

【组成】冬瓜 500g，赤小豆 30g，粟米 50g。

【制法用法】将冬瓜去瓤、子，洗净，与淘洗干净的粟米、赤小豆一同入锅，加水适量，先用大火烧沸，再转用小火熬煮成稀粥。早晚分 2 次食用。

【功效主治】利小便，消水肿，解热毒，止消渴。适用于糖尿病患者。

南瓜海参粥

【组成】嫩南瓜 60g，海参 8g，粟米 100g。

【制法用法】嫩南瓜切丁，海参温水浸泡数小时后剖洗切片。将粟米洗净后与嫩南瓜丁、海参片一起放入锅中，加清水适量煮粥，煮至参烂粥稠即可。每日晨起空腹服用。

【功效主治】补肾益精。适用于糖尿病患者。

麦麸天花粉粥

【组成】麦麸、天花粉各 30g，粳米 50g。

【制法用法】先将天花粉入锅，煎煮 30 分钟，去渣取汁再入麦麸与淘洗干净的粳米煮成粥。早晚分 2 次食用。

【功效主治】清肺热，生津液，除烦渴。适用于糖尿病患者。

玉米须山药粟米粥

【组成】玉米须 50g，鲜山药 100g，粟米 50g。

【制法用法】玉米须洗净，晒干或烘干，研成极细末，备用。将鲜山药洗净，连皮切成黄豆样小丁，与淘净的粟米同入砂锅中，加水浸泡片刻，大火煮沸后改用小火煨煮，粥将成时调入玉米须末，拌和均匀，继续以小火煨煮 10 分钟即成。早晚分 2 次食用。

【功效主治】清热解毒，滋阴降糖。适用于糖尿病患者。

苡仁粟米柚皮粥

【组成】鲜柚皮 1 个，薏苡仁 30g，粟米 60g，葱花、姜末、食盐、味精各适量。

【制法用法】鲜柚皮去掉外面黄皮，剥下白内皮，切成黄豆样大小的柚皮丁，盛入碗中，备用。将薏苡仁、粟米淘洗干净后一同放入砂锅中，加适量水，大火煮沸后调入柚皮丁，改用小火煨煮 1 小时，待薏苡仁、粟米熟烂，加葱花、姜末、食盐、鸡精各适量。早晚分 2 次食用，柚皮丁可随粥一起嚼食咽下。

【功效主治】清热解毒，止渴降糖。适用于糖尿病患者。

西洋参粟米粥

【组成】西洋参 2g，天冬 15g，粟米 100g。

【制法用法】西洋参、天冬洗净，晒干或烘干，共研成细末，备用。粟米淘洗干净后，放入砂锅，加水适量，大火煮沸后，改用小火煨煮至粟米熟烂时，调入西洋参、天冬细末，拌匀，再煮至沸即成。早晚分 2 次食用。

【功效主治】滋阴降火，补气益血。适用于糖尿病患者。

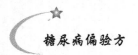

魔芋豆浆粥

【组成】豆浆 150ml，魔芋精粉 2g，粟米 50g。

【制法用法】将粟米淘洗干净，放入砂锅，加水适量，大火煮沸后改用小火煨煮成稠粥，粥将成时调入魔芋精粉及豆浆，搅拌均匀，再煨煮至沸即成。每日清晨，空腹时温服，可代替早餐。

【功效主治】补虚益气，润燥降糖。适用于糖尿病患者。

苡仁冬瓜粥

【组成】薏苡仁 30g，新鲜连皮冬瓜 250g，粟米 100g。

【制法用法】先将冬瓜洗净，冬瓜皮切成粗粒，放入纱布袋中，扎口备用；再将冬瓜肉切成 $1cm^3$ 的小块，待用。将薏苡仁、粟米淘洗干净，放入砂锅，加适量水，大火煮沸后加入冬瓜皮药袋及冬瓜肉小块，改用小火煨煮 40 分钟，取出冬瓜皮药袋，再煮至沸即成。早晚分 2 次食用。

【功效主治】清热除烦，止渴降糖。适用于糖尿病合并肥胖症、高脂血症等病症患者。

冬瓜皮粟米粥

【组成】新鲜连皮冬瓜 250g，粟米 100g。

【制法用法】冬瓜洗净，先将冬瓜皮切成粗粒，放入纱布袋中，扎口备用；再将冬瓜肉切成 $1cm^3$ 的小块，待用。将粟米淘洗干净，放入砂锅，加适量水，大火煮沸后加入冬瓜皮药袋及冬瓜肉小块，改用小火煨煮 40 分钟，取出冬瓜皮药袋，再煮至沸即成。早晚分 2 次食用。

【功效主治】清热除烦，止渴降糖。适用于糖尿病患者。

赤小豆粟米粥

【组成】赤小豆 60g，粟米 50g。

【制法用法】将赤小豆洗净后用温开水浸泡 1 小时，取出，与淘净的粟米同入砂锅中，加适量水，大火煮沸后改用小火煨煮 1 小时，待赤小豆、粟米熟烂，粥稠即成。早晚分 2 次食用。

【功效主治】清热解毒，止渴降糖。适用于糖尿病患者。

南瓜麦冬粟米粥

【组成】青嫩南瓜 250g，麦冬 15g，粟米 50g。

【制法用法】将南瓜洗净，切成小方块，入锅，加水煮至六成熟时调入洗净的粟米，煮沸后加麦冬，充分拌和均匀，熬煮至粟米熟烂即成。早晚分 2 次食用。

【功效主治】滋阴补肾，健脾止渴。适用于糖尿病患者。

黑豆苡仁粥

【组成】黑豆 100g，薏苡仁 60g。

【制法用法】将黑豆、薏苡仁分别淘洗干净，一并放入锅内，加清水适量，先以大火煮沸，再改用小火煮 1 小时左右，以黑豆熟烂为度，调味即成。早晚分 2 次食用。

【功效主治】补肾利湿，降低血糖。适用于糖尿病患者。

玉米须扁豆粥

【组成】玉米须 50g，扁豆 100g，粟米 50g。

【制法用法】将玉米须洗净，晒干或烘干，研成极细末，备用。将扁豆洗净，与淘净的粟米同入砂锅中，加水浸泡片刻，大火煮沸后改用小火煨煮，粥将成时调入玉米须末，拌和均匀，继续以小火煨煮 10 分钟即成。早晚分 2 次食用。

【功效主治】清热解毒，滋阴降糖。适用于胃燥津伤型糖尿病患者。

黑芝麻粟米粥

【组成】黑芝麻 30g，粟米 100g。

【制法用法】将黑芝麻淘洗干净，晒干，放入铁锅中，用小火或微火炒熟出香，研成细粉末，备用。将粟米淘洗干净，放入砂锅中，加适量水，先用大火煮沸，改用小火煨煮 1 小时，待粟米熟烂粥稠时调入黑芝麻粉即成。早晚分 2 次食用。

【功效主治】补益肝肾，润燥止渴，降血糖。适用于肾阴亏虚、胃燥津伤型糖尿病患者。

绿豆燕麦粥

【组成】燕麦片 100g，绿豆 50g。

【制法用法】将绿豆去杂，洗净，放入锅中，加水适量，煮至绿豆熟烂开花，下入燕麦片，搅匀即成。早晚分 2 次食用。

【功效主治】消食降脂，清热降糖。适用于糖尿病患者。

玉米须芦笋粥

【组成】芦笋 50g，玉米须 200g，薏苡仁 50g，粟米 50g。

【制法用法】将鲜芦笋拣杂，洗净，切碎后盛入碗中，备用。再将玉米须洗净，切成碎小段，放入双层纱布袋中，扎紧袋口，与洗干净的薏苡仁、粟米同放入砂锅中，加水适量，大火煮沸后，改用小火煮 30 分钟，取出玉米须纱袋，滤尽药汁。调入切碎的芦笋，继续用小火煮至粟米、薏苡仁熟烂黏稠即成。早晚分 2 次食用。

【功效主治】清热利湿，降低血糖。适用于糖尿病患者。

赤豆高粱粥

【组成】赤小豆 120g，高粱米 100g。

【制法用法】将高粱米、赤小豆淘洗干净，一同放入高压锅内，倒入适量清水，盖上盖儿，置大火上，水沸后，盖上阀，转微火继续煮 25 分钟即成。早晚分 2 次食用。

【功效主治】降糖调脂。适用于糖尿病伴有血脂异常者。

金樱子核桃粥

【组成】金樱子 50g，菟丝子 15g，大乌梅 30g，核桃仁 30g，粳米 60g。

【制法用法】将金樱子、菟丝子洗净，装入布袋，扎紧袋口，与淘洗干净的粳米及大乌梅、核桃仁同入锅中，加水适量，大火煮沸，改小火煮成稠粥，取出药袋即成。早晚分 2 次食用。

【功效主治】双补阴阳。适用于阴阳两虚型糖尿病患者。

罗汉果粥

【组成】罗汉果 30g，天花粉 20g，黄连 3g，粟米 100g。

【制法用法】罗汉果、天花粉、黄连分别洗净，晒干或烘干，共研成极细末，备用。将粟米淘洗干净，放入砂锅中，加适量水，大火煮沸后改用小火煨煮 30 分钟，调入罗汉果、天花粉、黄连细末，搅拌均匀，继续用小火煨煮 20 分钟即成。早晚分 2 次食用。

【功效主治】清热解毒，止渴降糖。适用于胃燥津伤型糖尿病患者。

海参黄芪粟米粥

【组成】海参 50g，黄芪 30g，粟米 100g，黄酒、葱花、姜末、食盐、味精、五香粉各适量。

【制法用法】海参洗净，放入锅中，加水煮烂，移入清水中浸泡 6 小时，捞出，细切后盛入碗中，备用。将黄芪洗净切成薄片，放入砂锅，加水煎煮 30 分钟，过滤取汁，与淘洗的粟米同入砂锅中，加适量水，大火煮沸后调入切细的海参，改用小火煨煮 1 小时，待粟米熟烂烹入黄酒，并加葱花、姜末、食盐、味精、五香粉，调味，拌匀即成。早晚分 2 次食用。

【功效主治】养血润燥，益气止渴。适用于阴阳两虚型糖尿病患者。

海带莜麦粥

【组成】海带 50g，粟米 100g，莜麦 50g，食盐、味精各适量。

【制法用法】海带用温水泡发，洗净，切碎，再剁成碎末，盛入碗中，备用。将莜麦淘洗干净，放入砂锅，加适量水，大火煮沸后改用小火煨煮 30 分钟，调入海带碎末，搅拌均匀，继续煨煮 20 分钟，待莜麦熟烂，加食盐、味精，调味即成。早晚分 2 次食用。

【功效主治】清胃解毒，止渴降糖。适用于糖尿病患者。

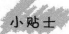

糖尿病患者解脱饥饿之苦的方法

糖尿病患者除严重时用药外，平时主要靠控制饮食缓解病情，但缩减饮食后常有饥饿之苦。经专家长期研究、反复探索，逐渐找到了一些既能确保血糖正常，又能有效缓解饥饿之苦的饮食调养方法。

（1）以蔬菜代替主食。每餐饭前先吃一些含糖量低又不放盐的蔬菜，如将大白菜、菠菜、芹菜和油菜用开水烫熟吃，黄瓜洗净后生吃等。在摄入一定量的蔬菜后，最好不超过三四成饱，再吃少量主食和其他放盐的菜肴。如此，虽进食的体积较大，但含糖总量不多，满足了患者饱腹和营养的需要。

（2）增食一些麦麸、豆皮类纤维性食物。这类食物体积较大，对缓解患者的饥饿感很有效，同时还能为糖尿病患者补充蛋白质和B族维生素。

（3）间隔补充食物。每天在两餐之间（第一餐后3小时左右）定时加餐，摄入少量含糖量低的食物，如花生、豆制品、黄瓜等。加餐后须在3小时后再用下一餐。早餐与午餐之间间隔较小，加餐量要少，下午可稍多一些。

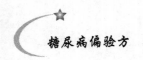

第三节 汤羹偏方

猪肚豆豉葱白汤

【组成】猪肚 1 只，豆豉 30g，葱白 2 茎，精盐适量。

【制法用法】将猪肚用精盐反复揉搓，冲洗干净，切成大块；葱白洗净切段，备用。砂锅内加水适量，放入猪肚、豆豉、葱白、精盐，大火烧沸，撇去浮沫，改用文火煮至烂熟，取出猪肚切片即可。每日 1 次。

【功效主治】养阴清热，健脾益气。适用于胃热炽盛型糖尿病患者。

山药猪胰汤

【组成】猪胰 1 具，鲜山药 250g。

【制法用法】将猪胰洗净，切块；鲜山药洗净，去皮，切片。将鲜山药与猪胰一同放入锅内加水煮熟。每日 2 次食用。

【功效主治】滋阴润燥。适用于糖尿病患者。

乌梅参枣汤

【组成】乌梅 8 枚，大枣 15 枚，党参 50g，冰糖适量。

【制法用法】将前 3 味加水煎沸 30 分钟，调入冰糖溶化即成。每日 2 次食用。

【功效主治】补益脾胃，生津止渴。适用于糖尿病症见口渴、气短、音低、乏力等患者。

猪骨莲枣汤

【组成】猪脊骨 1 具，莲子（去心）100g，大枣 150g，木香 3g，甘草 10g。

【制法用法】将猪脊骨洗净剁碎，大枣、莲子洗净，木香、甘草装入纱布袋，一同入锅中，加水炖熟，去药袋即成。每日 2 次食用。

【功效主治】补脾益肾，生津止渴。适用于糖尿病症见消渴、善饥、尿多患者。

灵芝大枣沙参汤

【组成】灵芝 10g，大枣 5 枚，南沙参 30g。

【制法用法】将诸药洗净，放入砂锅内加水煎熬，用文火保持沸腾 1 小时后倒出头煎液，再加水煎取二煎液。将所得煎液混合后分早晚 2 次服用，连服 1 个月为 1 个疗程。

【功效主治】健脾开胃，补益气血，生津解渴。适用于糖尿病患者。

黑豆煲瘦肉汤

【组成】黑豆 50g，瘦猪肉 100g。

【制法用法】先将瘦猪肉置于水中，武火煮沸，再下黑豆炖至烂熟，加食盐等调味。食肉饮汤，每日 1 次。

【功效主治】补虚降糖。适用于糖尿病患者。

灵芝松花粉汤

【组成】灵芝、松花粉各 10g。

【制法用法】灵芝切薄片，放入砂锅中加水煎熬，用文火保持沸腾1小时后倒出头煎液，再加水煎取二煎液。煎液混合后分早晚2次服用，每次送服松花粉5g，连服30~60天为1个疗程。

【功效主治】补虚降糖。适用于中老年糖尿病患者。

藕节黄芪山药汤

【组成】藕节30g，莲子15g，黄芪30g，猪瘦肉100g，山药30g，党参30g。

【制法用法】将猪肉洗净，切小块；藕节、莲子、黄芪、山药、党参洗净，同猪瘦肉一起入锅中煎煮，煎至瘦肉熟烂即可。饮汤吃肉，每日1次。

【功效主治】健脾益胃，调节血糖。适用于糖尿病患者。

黑豆黄精汤

【组成】黑豆30g，黄精30g，蜂蜜10g。

【制法用法】将黑豆、黄精洗净，去杂质，一起入锅中，加入清水1500ml。浸泡10分钟，再用小火慢炖2小时，离火后加入蜂蜜搅匀即可。每日服2次，每次1小匙，喝汤吃豆。

【功效主治】滋阴养血，调节血糖。适用于糖尿病患者。

黄瓜木耳汤

【组成】黄瓜250g，木耳（干）20g，味精2g，盐3g，香油5g。

【制法用法】将黄瓜削去皮，去瓤，切厚块；木耳用温水浸发洗净，摘去硬蒂，沥去水分；烧热锅后下少许油爆木耳；加适量水和少许酱油烧滚，然后倒入黄瓜；黄瓜滚至5分钟时，以味精、盐、麻油调味，即可供食。佐餐食用。

【功效主治】利水，降糖。适用于糖尿病患者，还可防治糖尿病并发血管病变。

黄瓜山药玉竹汤

【组成】山药15g，玉竹12g，黄瓜100g。

【制法用法】黄瓜洗净，去瓤，切成3cm长的块；玉竹洗净，切成4cm长的段；山药洗净，切薄片。将黄瓜、山药、玉竹放入炖锅内，加水600ml，置武火烧沸，再用文火煮35分钟即成。每日1次，单食。

【功效主治】补脾胃，润肺热。适用于糖尿病患者。

清燥润肺老鸽汤

【组成】老鸽子（约500g）2只，玉竹20g，骨汤2000g，姜片5g，麦冬15g，沙参20g，适量精盐。

【制法用法】将鸽子肉洗净之后切成四大块，放进开水锅中焯一下，洗净表面的血水，沥干之后备用；将玉竹、沙参、姜片洗干净后做好常规处理；将玉竹、沙参、姜片、麦冬洗净之后与鸽肉一起放进砂锅中，加入准备好的骨汤，慢火炖1小时之后，肉熟汤浓即可加入盐调味食用。食肉饮汤。

【功效主治】益气补血，补肝壮肾，生津止渴。适用于糖尿病患者。

蟹黄豆腐羹

【组成】大肉蟹1只，嫩豆腐3块，青豆仁4匙，花生油2匙，上汤1.5杯，酒1匙，糖1/2匙，粟粉1匙，盐1匙，清水适量。

【制法用法】将大肉蟹洗干净，放在锅中蒸大约20分钟之后，将蟹黄和蟹肉拆取，取出其中的软骨；将豆腐切成小方块，热汤浸透，沥干之后备用；将花生油放入锅中烧热，用蟹肉拌炒，加入洗净的青豆和准备好的调味品，放入清汤一起煮，等到烧开之后加入豆腐，翻滚几下，用水调溶粟粉勾芡即可食用。食菜饮汤。

【功效主治】止渴，降糖。适用于糖尿病患者。

冬瓜鲤鱼汤

【组成】鲤鱼（约250g）1条，冬瓜1000g，食盐10g，砂仁30g。

【制法用法】先将活鲤鱼，去掉鳞、鳃和内脏，洗净之后放入锅中，加温水大火煎煮，等到鲤鱼汤煮沸之后，放入冬瓜仍用大火煮沸，然后放入准备好的调料和药物，煮熟之后即可食用。每日1次。

【功效主治】利水，消肿，止渴，降糖。适用于糖尿病并发肾病、心脑血管疾病患者。

竹笋汤

【组成】鲜竹笋100g，食盐、味精各适量。

【制法用法】将鲜竹笋剥去浮皮，洗净，切成薄片，然后将其入锅中加适量水，大火煮沸后，改用中火继续煮半小时，加入食盐、味精即成。当菜佐餐，食笋喝汤，适量食用。

【功效主治】益气降糖，清热化痰。适用于糖尿病患者。

黄鱼海参羹

【组成】发好海参 125g，大黄花鱼肉 125g，葱 3g，鸡蛋 1 个，火腿末 3g，好肉汤 250g，团粉 5g，味精 2g，胡椒粉 1g，精盐 8g，料酒 5g，花生油 10g。

【制法用法】将大黄鱼去鳞、鳃、内脏，洗净之后切成肉片；海参发好、洗净、切成块状；将火腿蒸熟之后切成细末；鸡蛋在碗中打散，搅拌均匀之后备用；葱洗净切成葱花；将干团粉加入清水，调成湿团粉。将锅中加入食用油，放入葱花炒香之后放入黄鱼肉片、海参片、料酒、肉汤，撒上胡椒粉；大火烧开之后加入味精和盐，加入湿团粉勾成粉芡；将鸡蛋缓慢倒入，做熟之后撒上火腿细末即可食用。每日 1 次。

【功效主治】止渴，降糖。适用于糖尿病患者。

苦瓜猪肉汤

【组成】鲜苦瓜 200g，猪瘦肉 100g，食盐适量。

【制法用法】将苦瓜洗净，去瓤后切成块，猪瘦肉洗净，切成片，一同放入锅内，加清水适量煨汤，肉熟后加入食盐调味即成。当汤佐餐，适量食用。

【功效主治】清热，降糖。适用于糖尿病患者。

海蜇荸荠汤

【组成】生荸荠 60g，海蜇头 60g，油、盐、味精各适量。

【制法用法】将生荸荠洗净之后去皮；海蜇头反复漂洗之后去除咸味和表面的杂质备用；将两者同时放入锅中，加适量清水，置大火上直至煮熟，放入调味品即可食用。每日 1 次。

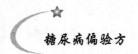

【功效主治】益阴生津，清热泻火。适用于糖尿病患者。

绿豆南瓜羹

【组成】绿豆 250g，南瓜 500g。

【制法用法】将南瓜切块，与绿豆同放入锅中，加水适量，煮熟食用。每日 2 次。

【功效主治】清热润燥，健脾止渴。常食有稳定血糖的作用。

冬瓜绿豆五味羹

【组成】鲜芹菜、青萝卜各 500g，冬瓜 1000g，绿豆 120g，梨 2 个。

【制法用法】先将芹菜和冬瓜略加水煮，用白纱布包住取汁，同绿豆、梨、青萝卜共煮熟服用。每日 2 次。

【功效主治】清热养阴，生津止渴。适用于糖尿病症见口渴多饮者。

兔肉黄瓜山药羹

【组成】兔肉 500g，黄瓜 1 根，山药、天花粉各 60g。

【制法用法】将兔肉切块，黄瓜切段，与山药、天花粉同放入锅中，加水煎煮，至兔肉烂熟，取浓汁服；兔肉捞出后可加调味品。口渴即饮，分餐食用。

【功效主治】滋补肝肾。适用于糖尿病患者。

怀杞牛肉汤

【组成】牛腿腱肉 480g，枸杞子 4 汤匙，怀山药 8 片，芡实 1/2 碗，桂圆肉 40g，姜 2 片，盐 1/2 匙，清水适量。

【制法用法】将牛肉洗净切好待用；清水放入锅中，烧开之后，加入洗净的牛肉和切好的姜片，等到烧沸之后，改用小火煲1小时，放入其他材料，再用大火烧2分钟，改小火煲至所有材料均熟透为止，加入调味品即可出锅食用。食肉饮汤。

【功效主治】止渴，降糖。适用于糖尿病患者。

苦瓜羹

【组成】生苦瓜2条，淀粉、食盐各适量。

【制法用法】将苦瓜洗净，捣烂如泥，加入适量食盐拌匀，半小时后去渣取汁，煮沸，放入适量湿淀粉，调成半透明羹即成。早晚分2次食用。

【功效主治】清热解毒，平肝降糖。适用于糖尿病患者。

苡仁冬瓜羹

【组成】生薏苡仁100g，冬瓜500g。

【制法用法】将冬瓜去皮、子，放粉碎机中粉碎后用纱布绞取汁液；薏苡仁放锅内加水适量，倒入冬瓜汁，大火烧沸，小火煎熬2小时即成。当菜佐餐，适量食用。

【功效主治】健脾降糖。适用于糖尿病患者。

百合莲子燕窝

【组成】百合15g，莲子10g，大枣10枚，燕窝10g。

【制法用法】将莲子发透，去心；百合洗净，掰成瓣；燕窝发透，去燕毛，大枣去核。把莲子、百合、大枣、燕窝放入蒸杯内，加水70ml。把蒸杯置蒸笼内，大火蒸50分钟即成。上下午分食。

【功效主治】滋阴润肺，生津润燥。适用于燥热伤肺型糖尿病患者。

芦笋苡仁羹

【组成】芦笋罐头 1 听，枸杞子 30g，薏苡仁 20g，赤小豆 60g。

【制法用法】将枸杞子、薏苡仁、赤小豆分别洗净，放入温开水中浸泡 30 分钟，连同浸泡水一起放入砂锅内，加适量清水，大火煮沸后改用小火煨煮 1 小时。开启芦笋罐头，取出芦笋 50g，切成碎末，并倒出适量芦笋汁液，待枸杞子、薏苡仁、赤小豆煨煮至熟烂成羹时，调入芦笋碎末及汁液，拌和均匀，继续煨煮一至二沸即成。早晚分 2 次食用。

【功效主治】清热解毒，补虚止渴。适用于肾阴亏虚型糖尿病患者。

鲜莲银耳汤

【组成】干银耳 10g，鸡清汤 1000ml，鲜莲子 30g，料酒、食盐、味精各适量。

【制法用法】将发好的银耳放入一大碗内，加清汤 150ml，蒸 1 小时左右，将银耳完全蒸透取出。鲜莲子剥去青皮和一层嫩白皮，切去两头，捅去心，用水焯后，仍用沸水浸泡。烧沸剩余鸡清汤，加入料酒、食盐、味精少许，将银耳、莲子装在碗内，注入清汤即可。早晚分 2 次食用。

【功效主治】滋阴润肺，生津降糖。适用于燥热伤肺型糖尿病患者。

海参笋菇羹

【组成】水发海参 90g，冬笋片 15g，水发香菇 5g，熟火腿 2g，黄酒、食盐、味精、胡椒粉、猪油、鲜汤各适量。

【制法用法】将海参、冬笋、香菇洗净，切碎。炒锅置火上，放猪油烧热后，倒入鲜汤，加入海参、香菇、冬笋、食盐、黄酒、味精，用旺火煮沸后转用小火煮 1 小时，倒入火腿末，撒上胡椒粉拌匀即成。当菜佐餐，适量食用。

【功效主治】益气止血，补肾降糖。适用于糖尿病患者。

胡萝卜缨黄豆羹

【组成】胡萝卜缨 350g，黄豆 100g，食盐、味精、葱花、豆油各适量。

【制法用法】将胡萝卜缨去杂，洗净，入沸水锅中烫一下，捞出洗净，切段。黄豆浸泡，磨碎成豆沫。油锅烧热，入葱花煸香，加入胡萝卜缨煸炒，再加入食盐炒至入味，出锅待用。锅内放豆沫烧熟，加入胡萝卜缨烧熟，点入味精，出锅即成。当菜佐餐，适量食用。

【功效主治】健脾宽中，明目降糖。适用于糖尿病患者。

苡仁绿豆粟米羹

【组成】粟米 60g，薏苡仁 30g，绿豆 30g。

【制法用法】将粟米、薏苡仁、绿豆分别洗净，同放入砂锅中，加温开水浸泡片刻，待其浸胀后用大火煮沸，改用小火煨煮 1 小时，煮至绿豆、粟米、薏苡仁均熟烂成羹即成。早晚分 2 次食用。

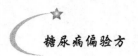

【功效主治】润燥止渴，生津降糖。适用于糖尿病患者。

番薯叶苡仁粟米羹

【组成】新鲜番薯叶（带叶柄）100g，薏苡仁 30g，粟米 50g，天花粉 10g，食盐、鸡精各适量。

【制法用法】将天花粉洗净，晒干或烘干，研成极细末，备用。将新鲜番薯叶择洗干净，叶片切碎成粗末，叶柄细切成黄豆大的小丁，待用。将粟米、薏苡仁淘洗干净，放入砂锅中，加适量水，大火煮沸后改用小火煨煮 40 分钟，煮至粟米、薏苡仁熟烂，加入天花粉细末、番薯叶粗末及叶柄小丁，拌和均匀，继续用小火煨煮 10 分钟，煮成羹即成，加少许食盐、鸡精，混合均匀后即可服食。早晚分服，或当点心，适量服食，当日吃完。

【功效主治】益气宽肠，降糖降脂。对胃燥津伤型糖尿病，兼有脾虚者尤为适宜。

猪肉玉米须汤

【组成】猪瘦肉 100g，玉米须 90g，天花粉 30g。

【制法用法】将猪瘦肉洗净，切片，入锅内，用清水炖猪肉，待熟时，加入玉米须及天花粉，小火煮至猪肉熟烂即成。当菜佐餐，吃肉饮汤。

【功效主治】滋阴润燥，清热止渴。适用于燥热伤肺型糖尿病患者。

番薯叶枸杞叶冬瓜汤

【组成】番薯叶 100g，枸杞叶 20g，黄芪 20g，冬瓜 250g。

【制法用法】冬瓜洗净，去瓤、子后，连皮切成小长方形块，放入盛有植物油的锅中，煸透，装入碗中备用；番薯叶洗净，切成小片，待用。黄芪、枸杞叶洗净后，切成片，同放入纱布袋中，扎口，与冬瓜块同放入砂锅内，加清水 1500ml，大火煮沸，改用小火煨煮 20 分钟，待冬瓜熟烂，取出药袋，加新鲜枸杞叶、番薯叶，拌匀，小火再煮至沸即成。早晚分服，喝汤，吃枸杞叶、番薯叶，嚼食冬瓜肉。

【功效主治】清热解毒，利水消肿。适用于糖尿病患者。

山药排骨汤

【组成】新鲜山药 500g，排骨（或土鸡骨 1 副）200g，葱花、香菜、食盐、味精、胡椒粉各适量。

【制法用法】将排骨或土鸡骨用水洗净，除去杂物及油脂，以刀背用力砸碎，放入深锅中，加水 2000ml，用大火煮沸后，改用小火煮 30 分钟，用纱布过滤，作为高汤。将山药洗净，削去外皮，备用。高汤再放大火上加热煮沸，用擦板将洗净之山药擦制成泥，缓缓加入煮沸的汤中，搅拌煮熟，加入少许食盐、味精，再加入葱花、香菜、胡椒粉，起锅即可。当汤佐餐，适量食用。

【功效主治】滋补脾肾，养阴润燥。适用于肾阴亏虚型糖尿病患者。

山药丝瓜芦笋汤

【组成】山药、芦笋各 30g，丝瓜 100g，食盐、味精各适量。

【制法用法】将山药、丝瓜洗净去皮，切成薄片，与洗净切片的芦笋一同放入砂锅中，加适量水，煎煮 30 分钟，加食盐、味精调味即成。早晚分食。

【功效主治】健脾补气。适用于胃燥津伤型糖尿病患者。

山药南瓜汤

【组成】山药 250g、去皮嫩南瓜各 250g，葱花、姜末、植物油各适量。

【制法用法】山药去须根，洗净，将外表皮刮去薄薄一层，尽量保持黏液质，并剖条、切成小块，或将山药洗净后，连皮切碎，捣绞成糊，备用；青皮嫩南瓜洗净后，切成 2cm 宽、4cm 长的条，备用。炒锅置火上，加植物油，烧至六成热时，加葱花、姜末，煸炒出香，加清水 2000ml，放入南瓜条，中火煨煮 20 分钟，加入山药小块（或山药糊），改用小火继续煨煮 10 分钟，使汤黏稠即成。当作主食，早、中、晚三餐食用，当日吃完，并减少主食摄入量。

【功效主治】益气养血，止渴降糖。适用于肾阴亏虚型糖尿病患者。

百合猪肚汤

【组成】猪肚 250g，百合、党参、大枣各 15g，绍酒 10ml，葱、食盐、上汤各适量。

【制法用法】猪肚用食盐洗净，切成 3cm³ 的块；百合洗净，掰成瓣；党参润透切片；葱切段；大枣去核。将猪肚放入炖锅内，加入上汤，放入葱、食盐、百合、党参。然后将炖锅置大火上烧沸，小火炖 1 小时即成。当汤佐餐，适量食用。

【功效主治】滋阴润肺，益气补血。适用于燥热伤肺型糖尿病患者。

薏苡仁猪胰汤

【组成】猪胰 1~2 具，薏苡仁、荸荠各 50g，怀山药 20g，黄芪、生地黄各 10g。

【制法用法】胰脏洗净，除去中间脂肪，切块；荸荠洗净，削去外皮切成两半；薏苡仁用水洗净。将胰脏、荸荠、薏苡仁、怀山药、黄芪、生地黄一起放入 10 人或 12 人份的锅中，加八分满的煮沸热开水，煮熟食用。当汤佐餐，适量食用。

【功效主治】养阴润燥，清热降火。适用于糖尿病患者。

地黄核桃鸡肉汤

【组成】地黄粉 10g，核桃仁 300g，鲜鸡肉 600g，葱花、生姜、黄酒、鲜菜心、味精、食盐各适量。

【制法用法】将鸡肉洗净放入锅中，加清水、生姜、葱花，烧沸后撇去浮沫，再加黄酒移小火上烧煮。待鸡肉熟透，加核桃仁（压成蓉）、食盐再烧几分钟，取出鸡肉切成条，菜心放碗内，鸡肉条放上面，地黄粉、味精入汤中烧几分钟，搅匀注入碗内即成。当汤佐餐，适量食用。

【功效主治】双补阴阳，益气养血。适用于阴阳两虚型糖尿病患者。

枸杞西芹白菜汤

【组成】枸杞子 15g，西芹 20g，白菜 100g，猪瘦肉 50g，绍酒 10ml，葱段 10g，姜块 5g，食盐 2g，植物油 30ml，上汤 30ml。

【制法用法】将猪瘦肉洗净，切薄片；西芹，白菜切段；枸杞子洗净，去杂质；葱切段，姜切块。把炒勺置中火上烧热，加入植物油，烧六成热时，加入葱、姜煸香，加入上汤 30ml，烧沸，加入猪瘦肉、枸杞子、白菜、绍酒、食盐，烧煮 15 分钟即成。上下午分食。

【功效主治】滋阴补肾，平肝降糖。适用于阴虚阳浮型糖尿病患者。

玉米须山药汤

【组成】玉米须 50g，鲜山药、粟米各 100g，调味品适量。

【制法用法】先将玉米须洗净，晒干或烘干，研成极细末，备用。将鲜山药洗净，连皮切成黄豆粒大小丁，与淘净的粟米同入砂锅中，加水浸泡片刻，大火煮沸后，改用小火煨煮，粥将成时，调入玉米须末，拌和均匀，继续以小火煨煮 10 分钟，加入调味品，搅匀即成。早晚分服。

【功效主治】清热健脾，滋阴降糖。适用于糖尿病伴有慢性腹泻者。

枸杞猪肾汤

【组成】枸杞子 20g，黄精 15g，猪肾 1 个，葱花、姜末、料酒、食盐、味精、五香粉各适量。

【制法用法】先将猪肾洗净，剖开，去臊腺，用清水冲洗后，切成腰花片，放入碗中，用料酒、葱花、姜末、湿淀粉配成的汁液抓揉均匀，备用。再将枸杞子、黄精分别洗净，枸杞子用温开水浸泡片刻；黄精切成小片，盛入碗中。炒锅置火上，加植物油，中火烧至六成热时，放入葱花、姜末煸炒出香，加腰花片，急火熘炒，加料酒及清水（或鸡汤）500ml，煮至沸时，加枸杞子、黄精小片及食盐、味精、五香粉，小火再煮至沸即成。当汤佐餐，适量服食。

【功效主治】滋阴补肾，止渴降糖。适用于肾阴亏虚型糖尿病患者。

枸杞杜仲鹌鹑汤

【组成】枸杞子30g，杜仲、黄芪各10g，鹌鹑1只，食盐、料酒各适量。

【制法用法】将枸杞子、黄芪洗净，枸杞子用温水浸泡片刻；黄芪切成片，备用。杜仲洗净后切成片，放入砂锅中，加水浓煎2次，每次30分钟，合并2次滤液，浓缩至100ml，待用。将鹌鹑宰杀，去毛、爪及内脏，洗净后，与枸杞子、黄芪片同入砂锅内，加清水适量，先用大火煮沸，烹入料酒，改用小火煨煮1小时，待鹌鹑肉熟烂，加入杜仲浓缩液及食盐，再煮至沸即成。当汤佐餐，适量食用。

【功效主治】补益肝肾，止渴降糖。适用于肾阴亏虚型糖尿病患者。

枸杞丝瓜牡蛎汤

【组成】枸杞子20g，丝瓜450g，鲜牡蛎肉150g，黄酒、食盐、味精、五香粉、葱花、姜末、植物油、湿淀粉、香油各适量。

【制法用法】将丝瓜刮去薄层外皮，洗净，切成片。将鲜牡蛎洗净，放入沸水锅中余5分钟，捞出，切成牡蛎薄片。汤锅置火上，加植物油烧至六成热，投入牡蛎片煸炒，烹入黄酒，加枸杞子及清水800ml，中火煮沸，投入丝瓜片，加葱花、姜末，再煮至沸，加食盐、味精、五香粉，用湿淀粉勾芡，淋入香油，拌和均匀即成。当汤佐餐，适量食用，当日吃完。

【功效主治】凉血和血，止渴降糖。适用于肾阴亏虚、胃燥津伤型糖尿病患者。

海参山药猪胰汤

【组成】海参100g，猪胰1具，鸡蛋1个，山药60g，食盐、味精各适量。

【制法用法】将海参水发，切片；猪胰、山药洗净，切片，共入锅中加水煮熟后，加入打散的鸡蛋，再煮至沸，入食盐、味精调味即成。当汤佐餐，适量食用。

【功效主治】滋补脾肾，止渴降糖。适用于肾阴亏虚型糖尿病患者。

补阴养胃汤

【组成】怀山药10g，北沙参、玉竹各15g，鹅肉250g，蘑菇30g，绍酒、食盐、生姜、葱各适量。

【制法用法】将鹅肉洗净，去骨；北沙参发透，切片；玉竹洗净，切成4cm长的段；蘑菇发透，去梗蒂；姜拍松，葱切段。将山药、北沙参、玉竹、鹅肉、蘑菇、绍酒、食盐、姜、葱放入炖锅内，加水800ml，先用大火烧沸，再用小火炖煮1小时即成。当汤佐餐，适量食用。

【功效主治】滋阴养胃，生津止渴。适用于胃燥津伤型糖尿病患者。

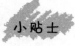

汤类食物的作用

对于糖尿病患者来说，日常生活中经常食用一些汤类食物，不仅能够帮助患者摄入丰富的营养物质，还有助于他们降低体内的血糖值和尿糖值。汤类食物具有利尿作用，能够帮助糖尿病患者调控体内葡萄糖的含量，且能及时排出体内的毒素，减少多种糖尿病并发症的发生。营养学家建议糖尿病患者在日常饮食中经常添加一些汤类，有辅助降糖药和外源胰岛素的作用。

第四节 茶饮偏方

地黄二冬茶

【组成】生地黄 30g，麦冬、天冬、沙参各 15g，普洱茶 30g。

【制法用法】将上药装入纱布袋，放茶壶内加水煎取药汁。共煎 2 次，将滤取的药汁合并混匀。每日 1 剂，当茶频饮。

【功效主治】清热生津，滋阴润肺。适用于肺热津伤型糖尿病患者。

洋参麦冬茶

【组成】西洋参 3g，麦冬 10g。

【制法用法】沸水浸泡。代茶饮。

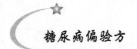

【功效主治】益气，养阴，生津。适用于糖尿病患者。

天花粉茶

【组成】天花粉 125g。

【制法用法】将天花粉加工制成粗末，每日 15~20g 沸水冲泡，盖盖闷几分钟即成。每日代茶频饮。

【功效主治】清热，生津，止渴。适用于糖尿病肺胃燥热者。

三冬消渴茶

【组成】冬瓜 500g，麦冬 15g，天冬 15g。

【制法用法】将麦冬、天冬分别洗净，切成片，备用。将冬瓜洗净，分别将冬瓜肉、冬瓜皮、冬瓜瓤盛入碗中，备用，将冬瓜肉和瓤放入捣绞机中，快速捣成匀浆汁。将冬瓜皮切成细丝，与冬瓜子同入砂锅中，加适量水，大火煮沸后加麦冬、天冬片，改用小火煨煮 40 分钟，过滤取煎汁，去渣后回入砂锅，加适量水，煮沸，调入冬瓜匀浆汁，小火煨煮至沸即成。早晚分服。

【功效主治】清热除烦，生津止渴。适用于糖尿病患者。

葛根芹菜茶

【组成】葛根 15g，芹菜 200g，天花粉 10g，麦冬 10g。

【制法用法】将葛根、天花粉、麦冬分别洗净，晒干或烘干，共研成粗末，一分为二，装入绵纸袋中，挂线封口，备用。将芹菜的根、茎、叶洗净后切碎，或切成粗末，放入砂锅内，加足量（约 2500ml）清水，大火煮沸后改用小火煨煮 30 分钟，用洁净纱布过滤，收取汁液，一分为二，装入瓶中，待用。冲茶饮，每日 2 次，每次取 1 袋药茶粗末放入杯中，另取 1 瓶芹菜煎汁；入锅，煮沸后立即冲泡药茶，加盖，闷 15 分钟即可饮用，当日服完。

【功效主治】清热除烦，生津止渴。适用于糖尿病伴发高血压患者。

苦瓜绿茶

【组成】新鲜苦瓜 1 个，绿茶 50g。

【制法用法】将鲜苦瓜在上 1/3 处截断，去子，纳入茶叶后，用竹签插合，并以细线扎紧，挂通风处阴干。苦瓜干后，外部用洁净纱布蘸温开水擦净，连同茶叶切碎，混合均匀。每次取 10g，放入有盖杯中，用沸水冲泡，加盖 30 分钟后即可饮服。当茶，频频饮服，可连续冲泡 3~5 次。

【功效主治】清热利尿，明目降糖。适用于糖尿病患者。

山药茶

【组成】山药（干品）50g。

【制法用法】将山药洗净，放入锅中，加水适量，煎煮 30 分钟，去渣取汁即成。代茶，频频饮用。

【功效主治】滋补脾肾，养阴润燥。适用于糖尿病患者。

洋葱地黄牛奶饮

【组成】洋葱 200g，生地黄 100g，新鲜牛奶 250ml。

【制法用法】将洋葱洗净，除去根皮，切碎，捣烂，备用；生地黄洗净，切碎，捣烂，与捣烂的洋葱同放入家用榨汁机中，快速绞榨取汁，盛入大碗中。将锅置火上，加入新鲜牛奶小火煮至将沸时，兑入洋葱、生地黄汁，充分混匀，再煮至沸，即成。作食疗饮品，早晚分 2 次服。

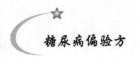

【功效主治】清热生津,滋阴止渴。适用于糖尿病患者。

萝卜汁饮

【组成】红皮白肉萝卜适量。

【制法用法】选红皮白肉萝卜,捣碎取汁 100~250ml 为 1 次量。早晚各服 1 次,7 天为 1 个疗程,可连服 3~4 个疗程。

【功效主治】清热降火,生津补液。适用于轻中型糖尿病患者。

五汁饮

【组成】鲜苇根、荸荠、麦冬、梨、藕各 30g。

【制法用法】将鲜苇根、麦冬洗净,榨汁去渣。荸荠、梨、藕分别洗净、去皮、榨汁,并将各汁和匀凉饮。不甚喜凉者,可隔水炖温服。每日代茶频饮。

【功效主治】清热养阴,生津润燥。适用于肺胃燥热型糖尿病患者。

鲜石榴汁饮

【组成】鲜石榴 250g。

【制法用法】每天取鲜石榴 250g 榨汁,分 3 次饭前服,也可吃鲜果。无鲜果时,可取石榴干叶 30g,煎汤饮服,每日 2 次。

【功效主治】清热生津止渴。适用于糖尿病症见口渴多饮者。

马齿苋饮

【组成】干马齿苋 100g。

【制法用法】水煎服,每日 1 剂。一般服用 1~2 周尿糖即可转阴，长期服用无不良反应。

【功效主治】止消渴，降血糖。适用于轻中型糖尿病患者。

菟丝子茶

【组成】菟丝子 15g。

【制法用法】将菟丝子碾碎，用纱布包好，放入杯中，沸水冲泡。代茶频饮，可以经常服用。

【功效主治】补肾益精。适用于肝肾阴虚型糖尿病患者。

竹茹茶饮

【组成】竹茹 30g，乌梅 6g，甘草 3g。

【制法用法】将乌梅打碎，与竹茹、甘草同煎汤，取汁当茶饮。每日 1 剂。

【功效主治】清胃止呕，生津止渴。适用于肺胃燥热型糖尿病患者。

田螺茶

【组成】田螺 10 只。

【制法用法】将田螺用清水浸泡半日，洗去泥沙，加清水煮汤。代茶饮。

【功效主治】清热止渴。适用于糖尿病症见口渴多饮者。

蚕茧茶

【组成】蚕茧 50g。

【制法用法】去掉蚕蛹，煎水。代茶饮，每日 1 剂。

【功效主治】清热止渴。适用于糖尿病症见口渴多饮者。

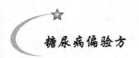

玉竹乌梅茶

【组成】玉竹、北沙参、石斛、麦冬各9g，大乌梅5枚。

【制法用法】将上药5味共碾制成粗末，加水适量，煎汤。代茶饮。

【功效主治】养阴润燥，生津止渴。适用于糖尿病症见口渴多饮者。

瓜皮天花粉茶

【组成】冬瓜皮、西瓜皮各9g，天花粉6g。

【制法用法】将前2味切片，与天花粉同煎汤，去渣取汁。不拘时代茶饮。

【功效主治】生津止渴。适用于糖尿病症见口渴者。

石斛玉竹茶

【组成】石斛、玉竹各9g，绿茶3g，冰糖少许。

【制法用法】将前2味用300ml水煮沸15~20分钟，取汁，趁热冲沏绿茶，盖闷3~5分钟，加入冰糖，搅溶即可。每日1剂，代茶频饮，直至味淡。

【功效主治】益胃润肺，清热养阴，生津止渴。适用于糖尿病症见口干渴多饮者。

核桃二子饮

【组成】核桃仁20g，女贞子15g，枸杞子10g。

【制法用法】加水煎熬30分钟。代茶频饮，饮完后再加开水冲泡，核桃仁、枸杞子最后嚼食。

【功效主治】滋补肝肾，降血糖。适用于糖尿病患者。

沙参麦冬茶

【组成】北沙参、麦冬、生地黄各 15g，玉竹 5g。

【制法用法】将上 4 味共研为末，用水煎沸 15~20 分钟，去渣取汁。每日 1 剂，不拘时代茶饮。

【功效主治】益胃生津。适用于糖尿病症见患者。

玉米须绿茶

【组成】玉米须 100g，绿茶 3g。

【制法用法】将玉米须用 300ml 水煎汤，取汁，趁热冲沏绿茶。每日 1 剂，分 3 次温服。

【功效主治】清热降糖。适用于糖尿病症见尿浊如膏者。

苦瓜茶叶饮

【组成】鲜苦瓜 1 个，茶叶 30g。

【制法用法】将苦瓜洗净截断去瓢，装入茶叶，再将苦瓜接合，用绳悬挂于通风阴凉处阴干，研成细末。每次取 6g，水煎或沸水冲泡代茶饮用。

【功效主治】祛暑清热，止渴生津。适用于糖尿病患者。

丝瓜茶

【组成】新鲜丝瓜 200g，绿茶 5g。

【制法用法】先将丝瓜洗净切成 2mm 厚的片，加盐水煮熟，去渣留汁，掺入茶汁即成。每日 1 剂，代茶饮服。

【功效主治】滋阴解渴，生津补虚。适用于糖尿病或病后体

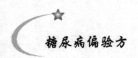

虚者。

消渴茶

【组成】绿茶、五味子各4g，葛根、天花粉、麦冬、知母各10g。

【制法用法】将葛根、天花粉、麦冬、知母等4味捣碎成粗末，一起与五味子、绿茶放入杯中，用沸水冲泡。每日1剂，代茶饮用。

【功效主治】生津止渴，养阴降糖。适用于糖尿病患者。

芦笋麦冬茶

【组成】芦笋罐头1听，麦冬15g。

【制法用法】将麦冬洗净，切成薄片，晒干或烘干，备用。将芦笋罐头启开后取出30g切成片，并倒出芦笋汁液，与麦冬片同入杯中，用沸水冲泡，加盖，闷15分钟即成。当茶，频频饮服，可连续冲泡若干次，待饮液味淡后，将芦笋、麦冬片一并嚼食咽下。

【功效主治】清热解毒，生津止渴，降血糖。适用于糖尿病患者。

山药天花粉茶

【组成】山药100g，天花粉100g。

【制法用法】将山药、天花粉分别洗净、晒干或烘干，研成极细末，混合均匀，装瓶，密封，贮存备用。每日取30g，放入砂锅中，加足量清水，中火煎煮20分钟，取汁饮用。早晚分服。

【功效主治】补气健脾，清热生津，降血糖。适用于糖尿病患者。

石斛苦瓜茶

【组成】鲜苦瓜 1 条，石斛 10g，绿茶 2g。

【制法用法】将苦瓜上端切开，去瓤，装入绿茶，把苦瓜挂于通风处。阴干后，将外部洗净，擦干，连同茶叶切碎，与石斛混匀即成。每日 1 次，每次 10g，以沸水冲泡，盖严温浸半小时，频频饮用。

【功效主治】养阴清胃，降低血糖。适用于糖尿病患者。

枸杞叶茶

【组成】枸杞叶 60g。

【制法用法】加水煎浓汁。当茶饮，每日 1 剂。

【功效主治】生津止渴，养阴降糖。适用于糖尿病患者。

茶疗方

【组成】熟地黄 200g，茯苓、天花粉各 50g。

【制法用法】水煎。代茶频频饮用，30 天为 1 个疗程。

【功效主治】滋阴补肾，健脾止渴。适用于糖尿病患者。

芦笋冬瓜茶

【组成】干芦笋 20g，冬瓜皮 30g，绿茶 2g。

【制法用法】将干芦笋洗净与冬瓜皮、茶叶，同入锅中，加适量清水，大火煮沸后，再继续煨煮 10 分钟，去渣取汁即成。当茶，频频饮用。

【功效主治】清热解毒，利水降糖。适用于糖尿病患者。

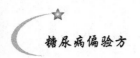

冬瓜皮玉米须茶

【组成】冬瓜皮、西瓜皮各 100g，玉米须 40g，赤小豆 30g。

【制法用法】将冬瓜皮、西瓜皮用温开水清洗干净，切碎后一同放入碗中，备用。将玉米须漂洗后，盛入碗中，待用。将赤小豆淘洗干净，放入砂锅内，加足量水，大火煮沸后改用小火煨煮 30 分钟，待赤小豆快熟烂时，加玉米须、冬瓜皮和西瓜皮碎片，继续煨煮 20 分钟，待赤小豆熟烂，用洁净纱布过滤，取滤汁放入大杯中即成。早晚分服。

【功效主治】清热利水，生津止渴。适用于糖尿病患者。

山药枸杞茶

【组成】怀山药 50g，枸杞子 30g。

【制法用法】将枸杞子、怀山药洗净，晒干或烘干，研成粗末，备用。放入砂锅内，加足量清水，大火煮沸后，改用小火煨煮 30 分钟，过滤取汁，合并 2 次滤汁，小火煮沸即成。上下午分服。

【功效主治】补阴生津，降血糖。适用于糖尿病患者。

玉竹麦麸茶

【组成】玉竹 10g，麦麸 50g，甘草 2g。

【制法用法】将玉竹洗净后切片，晒干或烘干，研为细末，与麦麸充分混匀，一分为二，放入绵纸袋中，挂线封口，备用。每日 2 次，每次 1 袋。冲茶饮，将麦麸玉竹袋放入杯中，用刚煮沸的开水冲泡，加盖，闷 15 分钟后即可。当茶，频频饮服，一般每袋可连续冲泡 3~5 次，当日饮完。

【功效主治】补肝肾，益精血。适用于肾阴亏虚型糖尿病患者。

洋参赤小豆茶

【组成】赤小豆 500g，西洋参 2g。

【制法用法】将西洋参洗净，晒干或烘干，研为极细末，一分为二，装入绵纸袋中，挂线封口，备用。将赤小豆淘洗干净，放入砂锅，加足量水，用大火煮沸，改用小火煨煮至赤小豆熟烂、呈浓稠汤汁，晾凉，一分为二。将西洋参细末袋放入杯中，以赤小豆浓稠汤汁冲泡，加盖，闷 15 分钟即成。每日 2 次饮用，每次各取 1 份。

【功效主治】清热和血，益气降糖。适用于胃燥津伤型糖尿病患者。

番薯叶苦瓜茶

【组成】干番薯叶（带柄）10g，干苦瓜片 30g。

【制法用法】将番薯叶切碎，与苦瓜片一同放入锅中，加适量清水，大火煮沸后改用小火煨煮 30 分钟即成。当茶，频频饮用。

【功效主治】清胃解毒，降糖降脂。适用于糖尿病伴有血脂异常者。

翠衣乌龙茶

【组成】西瓜（中等大小）1 个，乌龙茶 100g。

【制法用法】在西瓜收获季节，将新鲜西瓜皮洗净，切碎，晒干或烘干，再与乌龙茶拌匀即成。每日 1 次，每次取用 15g，用沸水冲泡，加盖闷 15 分钟即成。当茶，频频饮服，一般可连续冲泡 3~5 次。

【功效主治】健胃除烦，生津止渴。适用于糖尿病患者。

绿豆银花茶

【组成】绿豆 30g，生地黄、金银花各 20g。

【制法用法】将生地黄和金银花加水煎汤，去渣取汁，再加绿豆用小火煎汤，待绿豆熟烂即成。当茶，频频饮用。

【功效主治】滋阴生津，清热润燥。适用于阴虚燥热型糖尿病患者。

陈粟米茶

【组成】陈粟米 500g，冬瓜子仁 100g，芝麻、粳米、黄豆、赤小豆、绿豆、粗茶各 250g，莜麦面 1500g，干姜、花椒、小茴香各适量。

【制法用法】将陈粟米、粳米、黄豆、赤小豆、芝麻、绿豆炒熟，与拣净的粗茶混合均匀，并研为细粉。将莜麦面炒熟，加干姜、花椒、小茴香，共研成细粉末，与上述细粉混匀，入罐存放，备用。将冬瓜子仁捣成泥糊，装瓶备用。每日 2 次，每次取莜麦面等混合细粉和冬瓜子仁糊各适量，沸水冲泡当茶，早晚饮用。

【功效主治】健脾利湿，降血糖。适用于糖尿病患者。

枸杞子玉米须茶

【组成】枸杞子 10g，玉米须 50g。

【制法用法】将采收的新鲜玉米须，放入清水中漂洗干净，晒干或烘干，切碎，与洗净的枸杞子一同装入洁净纱布袋，放入大茶杯中，用沸水冲泡，加盖，闷15分钟后即成。代茶，频频饮服，一般可冲泡3~5次。

【功效主治】滋阴泄热，降糖降压。适用于糖尿病合并高血压患者。

柚子乌龙茶

【组成】柚子1个，乌龙茶30g。

【制法用法】在柚子收获季节摘取新鲜柚子，将柚子肉切成小块，晒干或烘干，再将它与乌龙茶拌匀即成。每日1次，每次取用5g，沸水冲泡，加盖，闷15分钟即成。当茶，频频饮用，一般可连续冲泡3~5次。

【功效主治】清胃除烦，生津止渴。适用于胃热津伤型糖尿病患者。

乌梅茶

【组成】乌梅30g。

【制法用法】乌梅用沸水浸泡饮用。代茶，频频饮用。

【功效主治】滋阴降糖，生津止渴。适用于糖尿病患者。

罗汉果茶

【组成】罗汉果15g。

【制法用法】每年9~10月间果实成熟时采摘，置地板上使其熟，10天后果皮转黄再用火烘烤，制成叩之有声的干燥果实（亦可在中药店购买），切成饮片，放入有盖杯中，以沸水冲泡，加盖，闷15分钟即可。当茶，频频饮用，一般可连续冲泡3~5次。

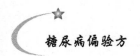

【功效主治】清肺止咳，降压降糖。适用于糖尿病合并高血压病者。

海带绿豆饮

【组成】海带 30g，绿豆 30g，食盐适量。

【制法用法】将海带洗净，切碎，绿豆浸泡半天，一同放入锅中，加水适量煮汤，待绿豆熟时加入食盐，即成。每日早晚服用。

【功效主治】清热解毒，利水泄热。适用于糖尿病患者。

扁豆葛根茶

【组成】葛根粉 60g，白扁豆（炒）30g，豆浆 200ml。

【制法用法】将白扁豆、葛根粉同入砂锅中，加水煎煮 2 次，每次 30 分钟，过滤，去渣，合并 2 次滤汁，与豆浆充分混合均匀，再回入砂锅内，小火煨煮 10 分钟即成。早晚分服。

【功效主治】补益脾胃，生津润燥，止渴降糖。适用于糖尿病患者。

绞股蓝枸杞子茶

【组成】绞股蓝 15g，枸杞子 15g。

【制法用法】将绞股蓝、枸杞子分别拣杂后洗净，晒干，放入大号茶杯中，用沸水冲泡，加盖，闷 15 分钟即可饮用。当茶，频频饮用，一般可连续冲泡 3~5 次。

【功效主治】滋补肝肾，降糖降压。适用于 2 型糖尿病兼有血脂异常、高血压患者。

二粉茶

【组成】新鲜猪胰1具，葛粉30g，天花粉、麦冬各15g。

【制法用法】将猪胰洗净，切成薄片。将天花粉、麦冬分别洗净后切成片，放入纱布袋中，扎口，放入砂锅内，加足量水，大火煮沸后调入葛粉，改用小火煨煮30分钟，取出药袋，加入猪胰片，继续煨煮10分钟，待猪胰煮至半熟即成。用洁净纱布过滤，收取汁液，保留猪胰，备用。汁液代茶饮，早晚分服；猪胰片可用酱油拌食，早晚分服。

【功效主治】滋阴润燥，益肺补脾。适用于燥热伤肺、胃燥津伤型糖尿病患者。

生津饮

【组成】青果、荸荠各5个，石斛、甘菊各6g，麦冬、桑叶各10g，鲜芦根2支，黄梨2个。

【制法用法】将荸荠、黄梨去皮，石斛、芦根切碎，青果掰开去核，与桑叶、菊花、麦冬混合，入锅中，加水2000ml，小火煎煮1小时，静置片刻，将汁液滤出。代茶，频频饮用。

【功效主治】滋阴润肺，生津止渴。适用于胃燥津伤型糖尿病患者。

葛粉玉泉茶

【组成】葛根30g，天花粉、麦冬各15g，乌梅10g。

【制法用法】先将乌梅砸碎，与洗净切碎的葛根、天花粉、麦冬同入砂锅中，加足量清水，中火煎煮20分钟，过滤，去渣，取汁约2000ml即成。当茶，频频饮用，当日饮完。

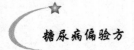

【功效主治】生津止渴，降血糖。适用于糖尿病合并高血压患者。

四汁饮

【组成】荸荠汁、鲜芦根汁、麦冬汁、藕汁各 30ml。

【制法用法】将以上四汁混合均匀，装瓶备用。上下午分服。

【功效主治】养阴润燥，清热生津。适用于胃燥津伤型糖尿病患者。

山药黄芪饮

【组成】山药 50g，黄芪 30g。

【制法用法】将黄芪、山药洗净，晒干或烘干，研成粗末备用。放入砂锅内，加足量清水，大火煮沸后，改用小火煨煮 30 分钟，过滤取汁，合并 2 次滤汁，小火煮沸即成。上下午分服。

【功效主治】补阴生津。适用于糖尿病患者。

葛根牛奶

【组成】粉葛根、麦冬各 10g，牛奶 50ml。

【制法用法】将葛根、麦冬洗净，用 100ml 水煎煮 25 分钟，滤出汁液，再加入 50ml 水煎煮 25 分钟，除去葛根和麦冬。然后将药液与牛奶搅匀，上中火烧沸即成。上下午分服。

【功效主治】滋阴益胃，生津止渴。适用于糖尿病合并高血压患者。

天花粉胚芽豆奶

【组成】豆浆 250ml，天花粉 10g，枸杞子 30g，小麦胚芽

50g。

【制法用法】将天花粉洗净，晒干或烘干，研成极细末，备用。将枸杞子洗净后放入砂锅内，加水浓煎 2 次，每次 30 分钟，合并 2 次煎汁，浓缩至 150ml，待用。将豆浆放入锅中煮沸后冷却，加小麦胚芽，搅拌均匀，再加枸杞子浓缩汁及天花粉末，大火煮沸，改用小火煨煮 10 分钟即成。早晚分服。

【功效主治】清热解毒，补益脾肾，止渴降糖。适用于肾阴亏虚型糖尿病患者。

生地柚汁豆奶

【组成】鲜生地黄 15g，柚子 1 个，豆浆 250ml。

【制法用法】先将柚子剥去外皮，取瓤瓣，去子后切碎，与洗净的鲜生地黄一同放入家用绞汁机中，快速绞榨取汁，用洁净纱布过滤，收取滤汁，备用。再将豆浆放入锅中，用小火或微火煮沸，随即调入柚汁拌匀即成。早晚分服。

【功效主治】生津止渴，降血糖。适用于肾阴亏虚型糖尿病患者。

西洋参萝卜奶

【组成】新鲜白萝卜 250g，西洋参粉 2g，豆浆 250ml。

【制法用法】将白萝卜（包括根在内）用清水反复洗净，用温开水冲一下，连皮切碎，放入家用绞汁机中，快速绞取浆汁，用洁净纱布过滤，所取滤汁与豆浆充分混合，放入砂锅内，用小火或微火煮沸，调入西洋参粉即成。早晚分食。

【功效主治】补虚除燥，生津止渴。适用于胃燥津伤型糖尿病患者。

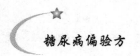

萝卜石斛汁

【组成】鲜石斛 30g，白萝卜 500g，食盐 1g。

【制法用法】将鲜石斛洗净，切碎备用。再将白萝卜洗净，刨成丝，与石斛一同加少量温开水，用纱布包起来，挤压出汁。在汁中加食盐 2g，搅匀，待食盐溶化即成。上下午分服。

【功效主治】顺气生津，止渴化痰。适用于糖尿病患者。

复合洋葱汁

【组成】芹菜、胡萝卜各 100g，洋葱（半只）50g，冷开水 30ml。

【制法用法】将洋葱剥去皮后洗净，切丝。胡萝卜洗净，切片。芹菜洗净，去根，切碎。将所有材料一起放入捣搅机中，搅打成汁。上下午分服。

【功效主治】清热解毒，生津润燥。适用于糖尿病患者。

蕹菜二冬汁

【组成】新鲜蕹菜 200g，麦冬、天冬各 30g。

【制法用法】将新鲜蕹菜洗净，放入温开水中浸泡 30 分钟，将茎叶切碎，连同浸泡液一同放入家用绞汁机中，快速压榨取汁，备用。再将麦冬、天冬分别拣去杂质后洗净，切成片，放入砂锅内，加水浓煎 2 次，每次 30 分钟，过滤取汁，合并 2 次滤汁，与新鲜蕹菜汁液充分混匀，入锅中，微火煮沸即成。早晚分服，亦可代茶，频频饮用，当日吃完。

【功效主治】滋阴生津，止渴降糖。适用于糖尿病合并便秘等症患者。

枸杞叶洋葱汁

【组成】枸杞叶、芹菜、胡萝卜各 100g，洋葱（半只）50g，冷开水 30mg。

【制法用法】将枸杞叶洗净；洋葱剥去衣、皮，洗净，切丝；胡萝卜洗净，切片；芹菜洗净，去根，切碎。将所有材料一起放入捣搅机中，搅打成汁。上下午分服。

【功效主治】滋阴清热，生津润燥。适用于糖尿病患者。

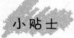

小贴士

为什么糖尿病患者要限糖限盐

国内外众多的研究表明，糖尿病患者在限糖（碳水化合物）的同时，还必须限制食盐的摄入。限盐是降低饭后血糖标准的一种辅助治疗方法。

食盐进入人体后，会刺激体内淀粉酶的活性，加快淀粉的消化，从而加速小肠对葡萄糖的吸收，直接影响血浆葡萄糖的浓度、糖的代谢和胰岛素的分泌，造成饭后血糖增多，进而导致疾病的发作。

糖尿病患者食盐供给量要视病情轻重和有无并发症而定。一般来说，主食每日少于 250g 者，食盐摄入每日 2.5g；主食每日多于 350g，食盐每日 3.5g。如伴有高血压、冠心病、动脉硬化症者，食盐每日摄入应少于 2g。

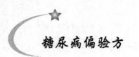
第五节　主食偏方

山药萝卜瘦肉饼

【组成】山药粉50g，白萝卜250g，面粉250g，猪瘦肉100g，生姜10g，葱10g，食盐3g，菜油100g。

【制法用法】将白萝卜洗净，切成细丝，用菜油煸炒至五成熟，待用；姜切末，葱切花。将肉剁细，加姜末、葱花、食盐调成白萝卜馅。将面粉、山药粉加水适量，和成面团，软硬程度与饺子皮一样；分成若干小团。将面团擀成薄片，将萝卜馅填入，制成夹心小饼，放入油锅内，烙熟即成。每日1次食用。

【功效主治】健胃理气，消食化痰，降血糖。适用于糖尿病患者。

茯苓饼

【组成】茯苓粉、米粉各75g，素油适量。

【制法用法】将茯苓粉、米粉加水适量调成糊状，用小火在平锅内放油烙成薄饼即可。每日1次。

【功效主治】健脾燥湿。适用于肥胖型糖尿病脾虚湿盛者。

麦麸饼

【组成】麦麸和粗制麦粉适量，鸡蛋1枚，瘦肉100g，蔬菜、油、盐各适量。

【制法用法】猪肉剁泥，蔬菜剁碎，加入麦麸、麦粉及鸡蛋，用油、盐调味，做成饼团。每日 1 次食用。

【功效主治】有降血糖之功效，适用于糖尿病患者。

萝卜糕

【组成】大米粉、籼米粉各 250g，白萝卜 1000g，香肠、腊肉、鱼肉、熟芝麻、鸡蛋、芫荽、葱、食盐、味精、胡椒粉、香油、熟猪油各适量。

【制法用法】将籼米粉、大米粉拌匀，再加清水拌和成米浆备用。白萝卜洗净，去皮后切成丝。香肠、腊肉切成粒，葱、芫荽切碎。鸡蛋摊成蛋皮，切成丝。鱼肉斩成鱼泥，加适量水和食盐搅拌上劲。锅内放适量清水，加香肠、腊肉、萝卜丝、食盐、味精、胡椒粉、熟猪油。烧沸后，放鱼泥、香油，再倒入米浆拌匀。在盘里或饭盒内刷些油后，将米浆倒入，上笼在沸水锅上用大火蒸 30 分钟。揭盖后，把蛋皮丝、葱花、芫荽末撒在面上，出笼即成。佐餐食用。

【功效主治】健脾益胃，滋补肝肾。适用于糖尿病患者。

怀山药饼

【组成】怀山药 30g，莜麦面 100g，鸡蛋 1 个。

【制法用法】将怀山药研成细粉，与莜麦面充分拌和均匀，打入鸡蛋，搅拌揉合，加入葱花、姜末、食盐、味精、香油各少许，和成面团，放入加植物油的平锅中，中火煎成薄饼。早晚随餐分食，服食时减少主食摄入量。

【功效主治】益气养阴，降低血糖。适用于肾阴亏虚型糖尿病患者。

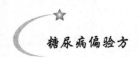

魔芋赤豆糕

【组成】魔芋精粉 3g，面粉 150g，赤小豆 50g，鲜酵母 5g。

【制法用法】将赤小豆煮熟备用。面粉加鲜酵母和温水，和成稀面糊，静置。待发酵后，加入魔芋精粉和成软面团发好。蒸锅内加水烧开，铺上屉布，放入面团 1/3，用手蘸清水轻轻拍平。将煮熟的赤小豆撒上 1/2，铺平，再放入剩余的面团 1/2 拍平，将余下的熟赤小豆放上，铺平，最后将面团全部放入，拍平。大火蒸 15 分钟，切成 10 块。当主食，适量食用。

【功效主治】降压降糖，软化血管。适用于糖尿病伴动脉硬化者。

山药鸡蛋面

【组成】山药粉 150g，面粉 300g，豆粉 20g，鸡蛋 1 个，葱段、姜末、食盐、味精、香油各适量。

【制法用法】将面粉、山药粉、豆粉放入盆中，鸡蛋打入碗中，调匀后倒入盆中，加适量食盐和清水，揉成面团，擀成薄面皮，切成面条。炒锅上火，放入清水、葱段、生姜末，煮沸，将面条下锅，煮熟为度，加食盐、香油、味精，调味即成。当面点，适量食用。

【功效主治】健脾养阴，益肾固精。适用肾阴亏虚型糖尿病患者。

黑芝麻麸肉汤圆

【组成】小麦麸 100g，猪瘦肉 150g，黑芝麻粉 100g，糯米粉 100g，调味料适量。

【制法用法】将小麦麸炒黄，与剁成糜糊的猪肉混匀，加入适量葱花、姜末、黄酒、香油、食盐、味精，拌和成馅，盛入碗中，备用。再将黑芝麻粉、糯米粉混合均匀，加适量清水，揉搓成软面，分为 20 份，与肉馅包成汤圆。早、中、晚随餐当主食吃，并严格控制主食摄入量。

【功效主治】补肾健脾，止渴降糖。适用于肾阴亏虚型糖尿病患者。

大麦菜饭

【组成】大麦仁 250g，油菜 200g，香肠 100g，水发香菇 50g，植物油、生姜末、食盐、味精各适量。

【制法用法】将大麦仁淘洗干净，香肠切成斜片，油菜洗净后切丁，水发香菇切成丝。压力锅中加适量水，加入淘好的大麦仁及香肠片，放在火上焖约 10 分钟。炒锅置火上，放油烧热，加入油菜丁、香菇丝、生姜末、食盐，翻炒几下（不要炒熟），倒入麦饭锅内，搅拌匀，再焖 2 分钟，放入味精，拌匀即成。当主食，适量食用。

【功效主治】清热解毒，通利肠胃。适用于糖尿病伴有慢性胃炎、消化性溃疡者。

粟米赤豆糕

【组成】粟米面 500g，面粉 50g，赤小豆 100g，鲜酵母 10g。

【制法用法】将赤小豆淘洗干净，煮熟备用。面粉加鲜酵母、较多的温水和成稀面糊，静置发酵，待发酵后，加入粟米面，和成软面团，发好。将蒸锅内的水烧沸，放好蒸笼，铺上屉布，把和好的面团先放入 1/3，用手蘸清水轻轻拍平，将煮熟的赤小豆撒上 1/2 铺平，再放入剩余的 1/2 面团拍平，将余下的熟赤小豆放上，铺平，最后将面团全部放入，用手拍平，盖严锅盖，用大火蒸 15 分钟即成。当点心，适量食用。

【功效主治】健脾利水，降糖解毒。适用于糖尿病伴有慢性肾炎、慢性肝炎者。

粟米黑芝麻糕

【组成】粟米 250g，黄豆粉 150g，黑芝麻 50g，香油少许。

【制法用法】先将粟米洗净，晒干或烘干，研磨成细粉，与黄豆拌和均匀，用温水揉合好，并加适量碱水搓揉在粟米黄豆粉中，备用。再将屉布铺放在长方形蒸盘内，将揉合好的粟米黄豆粉面平铺在盘内，表面展平，撒上黑芝麻，淋入香油，上笼用大火蒸 30 分钟，待糕熟后，切成菱角状即成。佐餐为主食，随餐服食。

【功效主治】清热除烦，补肾止渴。适用于肾阴亏虚型糖尿病患者。

什锦杂粮饭

【组成】粟米 150g，玉米粒、荞麦、高粱米各 100g。

【制法用法】将粟米、玉米粒、荞麦、高粱米分别洗净，先将玉米粒煮至熟软，再加入粟米、荞麦、高粱米搅匀，倒入适量清水，用大火煮沸后，改用小火焖至香熟即成。当主食，适量食用。

【功效主治】健脾除湿，祛瘀降浊。适用于糖尿病患者。

麦麸魔芋鸡蛋饼

【组成】麦麸 150g，魔芋精粉 2g，粗麦粉 50g，鸡蛋 1 枚，植物油、葱花、姜末、食盐、味精、香油各适量。

【制法用法】将鸡蛋磕入碗中，按顺时针方向连续搅打 30 次，备用。将麦麸、魔芋精粉、粗麦粉混合均匀，加适量清水，边搅拌，边调入鸡蛋汁，并加植物油、香油、葱花、姜末、食盐、味精，和匀后或做成馅饼蒸熟，或下平底油锅中煎成小圆饼。早晚作主食食用，当日吃完。

【功效主治】滋阴补肾，清热降糖。适用于糖尿病患者。

黄精莜麦面

【组成】黄精 15g，香干 50g，莜麦挂面 100g，鸡汤 300~400ml，调味料适量。

【制法用法】将黄精、香干分别洗净，切成绿豆样的小颗粒，备用，炒锅置火上，加植物油，大火烧至六成热，投入葱花、姜末，炒出香，加黄精、香干小颗粒，熘炒片刻，加鸡汤（或清汤），并加适量酱油、大蒜末、食盐、味精，拌和均匀，盛入大碗内，作汤料。烧锅置火上，加清水煮沸，下莜麦挂面，大火煨煮片刻，适时加些清水，拌和，待挂面煮至熟透，捞起，放入汤料碗内，搅和均匀即成。早晚分食。

【功效主治】滋阴补血，止渴降糖。适用于胃燥津伤型糖尿病患者。

莜麦苡仁饼

【组成】莜麦面 250g，粗麦粉 100g，天花粉 15g，薏苡仁 30g，植物油、葱花、姜末、食盐、味精、香油各适量。

【制法用法】将天花粉、薏苡仁洗净，晒干或烘干，共研成粗粉，与莜麦面、粗麦粉充分拌和均匀，放入盆中，加适量清水，调拌成糊，加适量植物油、香油、葱花、姜末、食盐、味精等，拌和均匀，备用。平底煎锅置大火上，加适量植物油，中火烧至六成热时用小勺将莜麦花粉苡仁糊逐个煎成质润松脆的圆饼即成。早、中、晚作主食，适量食用。

【功效主治】补虚健脾，止渴降糖。适用于糖尿病患者。

黑芝麻粟米糊

【组成】黑芝麻、陈粟米各 300g，薏苡仁、枸杞子、天花粉各 100g，天冬、麦冬各 40g，西洋参 20g。

【制法用法】先将黑芝麻、陈粟米、薏苡仁、天花粉分别淘洗干净，晒干或烘干，用小火或微火炒熟，呈微黄者为优，共研成极细粉，备用。再将枸杞子、天冬、麦冬、西洋参分别洗干净，晒干或烘干，共研为极细粉，与黑芝麻、陈粟米、薏苡仁、天花粉细粉混合均匀，分成 20 份，用防潮纸包裹好，入罐，密封，待用。每日 2 次，每次 1 包，放入大碗中，用刚煮沸的开水冲调成糊，温热服食。

【功效主治】补益肝肾，生津止渴。适用于肾阴亏虚型糖尿病患者。

八宝山药泥

【组成】山药 300g，熟猪油 20g，熟黑芝麻、炸核桃仁、炸花生仁、熟黑豆粉、橘红粒、大枣各 30g，冬瓜条 15g。

【制法用法】山药洗净，入笼蒸熟，去皮压成泥，大枣切成粒。炒锅洗净，置于中火上，加入开水少许，下山药泥搅散，加入熟猪油 150g，炒约 3 分钟后，随即加黑豆粉、花生仁、黑芝麻、橘红粒、冬瓜条、大枣、炸核桃仁翻炒均匀，起锅即可。当点心，适量食用。

【功效主治】滋补肝肾，健脾胃，降血糖。适用于肾阴亏虚型糖尿病患者。

海参猪肉饼

【组成】干海参 500g，猪瘦肉 600g，香菇 30g，鸡蛋 2 个，食盐、酱油、豆粉、湿淀粉、香油、菜油各适量。

【制法用法】将海参、香菇用温水泡发、洗净、切碎。猪瘦肉剁烂，加豆粉、食盐、菜油、打散的鸡蛋，拌匀后分作 3 份，做成肉饼，蘸以干豆粉。锅内放菜油烧至四五成热，放入肉饼，两面炸至金黄色捞出。锅内放菜油少许烧热，下海参、香菇略煸一下，放入炸过的肉饼同焖，当水干时，加入香油，再用少许酱油和湿淀粉调成味汁，倒入炒匀即成。当菜佐餐，适量食用。

【功效主治】养阴降糖。适用于糖尿病患者。

黑芝麻麦麸饼

【组成】麦麸 150g，粗麦粉、黑芝麻粉各 50g，鸡蛋 1 个，植物油、香油、葱花、姜末、食盐、味精各适量。

【制法用法】将鸡蛋磕入碗中，按顺时针方向连续搅打 30 次，备用。将麦麸、粗麦粉、黑芝麻粉混合均匀，加适量清水，边搅拌，边调入鸡蛋汁，并加植物油、香油、葱花、姜末、食盐、味精，和匀后或做成馅饼蒸熟，或下平底油锅中煎成小圆饼。早晚当主食。

【功效主治】滋阴补肾，降火降糖。适用于阴虚阳浮型糖尿病患者。

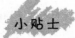

小贴士

糖尿病患者应如何选择食物

（1）含胆固醇低的优质蛋白质食物可供选食。如奶类、蛋类、鱼、瘦肉、豆制品等食品。而动物肝及其他内脏应限制食用。

（2）米、面、薯类、粉条等含淀粉高的食物在总热能比不提高的情况下可任意选食。对轻型患者，原则上固定每日三餐，主食250~500g，可按早1、中午2、晚2的比例分配。为防止低血糖发生，可在两餐之间慢慢进食30g的食物。病情较重者，主食控制在250~390g之间，但忌食巧克力、蜂蜜、蜜饯、糖浆、水果糖、甜糕点等食品。

（3）增加膳食纤维摄入量。除粗粮，含纤维高的蔬菜、水果外，还可食入豆胶、果胶、麦麸、魔芋等食品。

（4）保证新鲜的蔬菜、水果。但对含糖量较高的蔬菜及水果应加以限制，如甘蔗、鲜枣、柿饼、红芋头、鲜黄花菜等。

（5）糖尿病患者摄入食物应严格限量，在食用规定食物后仍觉饥饿时，可采取以下办法：①喝去油肉汤：肉汤或鸡汤冷却后把汤上面凝结的油皮去掉，然后再烧、再冷却、去油皮，可供患者充饥。②吃煮蔬菜：用含糖量在3%以下的蔬菜，如芹菜、西葫芦、冬瓜、油菜、白菜、菠菜、莴笋、韭菜、黄瓜、萝卜、番茄等，经炖煮后沥去汤汁，然后加水再煮，食后可有饱腹感，但热量很低。

第三章　中药外用偏验方

第一节　浴疗偏验方

苍术党参方

【组成】苍术、党参、麦冬、玄参、山药、生地黄、五味子、牡蛎、熟地黄各 15g，黄芪 45g。

【制法用法】以上 10 味药加水煎煮后进行药浴疗法。每日 1 次，每次 1 小时左右，15 日为 1 个疗程。

【功效主治】补中益气，健脾益肺，凉血燥湿。适用于糖尿病足早期患者。

知母花粉方

【组成】知母 25g，花粉 30g，麦冬、玄参、白芍、天冬、生地黄、赤芍、栀子各 15g，黄连、黄芩各 10g，金银花 20g。

【制法用法】上述 12 味药加水煎煮，然后取汁药浴。每日 1 次，10 日为 1 个疗程。

【功效主治】清热泻火，生津止渴，排脓消肿。适用于糖尿

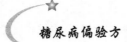

病足早期患者。

川桂枝丹参方

【组成】川桂枝、生附子各 50g，丹参、生黄芪、忍冬藤各 100g，没药、乳香各 24g。

【制法用法】以上 7 味药放入锅内，加水 5000ml，用小火煮沸后再煎熬 20 分钟，去渣，然后将药液倾入盆内，等温度降至 50℃左右时，将患足放入药液内浸泡，药液可浸至膝部。每次浸泡 30 分钟左右，每晚 1 次。每剂药可用 5 天，浸泡前均应将药液和药渣一同放入锅内煮沸。

【功效主治】温通经脉，活血祛瘀。适用于糖尿病足早期患者。

金银花丹参方

【组成】金银花 20g，紫丹参 30g，乳香、没药各 15g。

【制法用法】将药一起入锅，加水适量，煎煮 30 分钟，去渣取汁，与 50℃热水一起倒入桶中，药液需浸至膝关节，熏泡病足 30 分钟。每晚 1 次，20 次为 1 个疗程。

【功效主治】清热解毒，活血祛瘀。适用于糖尿病足早期、下肢疼痛跛行者。

黄芪桂枝牛膝方

【组成】生黄芪 30g，桂枝 50g，川牛膝 40g，川芎 15g。

【制法用法】将药一起放入锅中，加水适量，煎煮 30 分钟，去渣取汁，与 50℃热水一起倒入桶中。药液需浸至膝关节，熏泡病足 30 分钟。每晚 1 次，20 天为 1 个疗程。

【功效主治】温通经脉，通阳化气。适用于糖尿病足早期患者。

苍术地龙鸡血藤方

【组成】苍术 30g，地龙 20g，鸡血藤 50g，川芎 15g。

【制法用法】将药一起放入锅中，加水适量，煎煮 30 分钟，去渣取汁，与 50℃热水一起倒入桶中。药液需浸至膝关节，熏泡病足 30 分钟。每晚 1 次，20 天为 1 个疗程。

【功效主治】燥湿利水，凉血止痛。适用于糖尿病足早期患者。

透骨草络石藤方

【组成】透骨草、当归、威灵仙各 30g，络石藤、生地、羌活、天花粉各 50g，红花 25g。

【制法用法】以上 9 味加水煎煮，去渣，温洗患处。每日 1 次，每次 1 小时。

【功效主治】祛风除湿，活血止痛。适用于糖尿病并发末梢神经炎患者。

蛇床子川椒坐浴

【组成】蛇床子、川椒、明矾、苦参、百部各 15g。

【制法用法】煎汤熏洗外阴，然后坐浴。每日 1 次。

【功效主治】燥湿祛风，解毒。适用于糖尿病并发外阴炎者。外阴溃破者，去川椒煎汤坐浴。

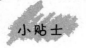

小贴士

足浴养生疗法

足浴疗法，又称洗足疗法，是用热水或药液浸泡双脚，用于防病治病、强身健体的一种自然保健方法。属于沐浴疗法、熏洗疗法的范畴，是中医外治方法的一种。足浴时，通过皮肤对药物的渗透吸收，能促进全身血液循环，活血通络，祛寒除湿。糖尿病患者实施足浴养生时，有以下两种方式。

1. 热水洗足

取清洁的自来水或井水，加热至50~60℃，倒入木桶或瓷盆内，赤足先熏，待温度可以耐受再边洗边浸泡（水应浸至踝关节以上），同时按揉双足的涌泉穴（约在离趾足底前1/3与后2/3交界处，跷足时呈凹陷处）、三阴交（内踝尖上3寸，当胫骨的后缘）。每次20~30分钟，每晚睡前1次。热水洗足适用于各类型糖尿病，可预防糖尿病足。

2. 药液洗足

将选定的中药加水煎煮，去渣取药液，或用开水溶解药粉和药液，先用热气熏，待水温适合再将双足在药液中浸泡。药液需浸至膝关节，泡病足30~40分钟（水凉可添加热水），于临睡前泡足1次，或于上午9：00~10：00时及临睡前各1次。药液洗足适用于糖尿病足早期。糖尿病足又称糖尿病肢端坏疽，属中医"脱疽"范畴。在服用降血糖药物的同时，配合足浴疗法，对防治糖尿病足有一定效果。

第二节　敷贴偏验方

荆皮生肌散

【组成】炒紫荆皮 100g，赤芍 60g，白芷 30g，石菖蒲 50g，金银花 30g。

【制法用法】上药研成细末备用。取葱白 500g，加水煮烂。创面用生理盐水、过氧化氢溶液清洁，清除坏死组织及分泌物后，取适量药末与葱白汁混匀，涂于纱布上，外敷患处，包扎，勿使患处受压，抬高患肢。每日 4~5 次，4 周为 1 个疗程，连用 1~3 个疗程。

【功效主治】消肿解毒，活血散瘀，清热凉血。适用于糖尿病足感染者。

泡脚生肌液

【组成】黄柏 30g，白及 20g，苦参、忍冬藤、生地榆、连翘、蒲公英各 15g。

【制法用法】水煎取汁，滤净药渣，药量 1000~1500ml，温度 38~40℃药液没过双足，浸泡 20~30 分钟；清除坏死组织，再以浸湿药液的纱布（以不滴水为好），湿敷疮面，保持其湿润，干纱布覆盖固定。每日 1 剂，每剂用 1~2 次。

【功效主治】清热解毒，泻火燥湿，收敛止血，消肿生肌。适用于糖尿病足血肉腐败者。

祛腐生肌散

【组成】炉甘石 20g，珍珠粉、黄连、血竭各 10g，轻粉 2g。

【制法用法】上药研成极细粉末混合，高温消毒后备用。换药方法：常规对溃疡面彻底清创后，均匀覆盖一薄层祛腐生肌散；如溃疡面干燥，可使用凡士林油纱条覆盖。每日换药 1 次，有明显的肉芽组织生长时可隔日 1 次或 2~3 日 1 次，用药后溃疡面周围有过敏现象者慎用。

【功效主治】解毒收湿，止痒敛疮。适用于糖尿病溃疡患者。

参考书目

《备急千金要方》
《奇效良方》
《解围元薮》
《证治准绳·类方》
《世医得效方》
《医方集宜》
《医宗金鉴》
《太平惠民和剂局方》
《太平圣惠方》
《普济本事方》
《仁斋直指方论（附补遗）》
《常见病验方荟萃》
《中华名医名方薪传》
《内科常见病效验方》
《刍氏妙方》
《奇效验秘方》
辽宁中医杂志
中医杂志
黑龙江中医药
浙江中医杂志
福建中医药
广西中医药
河北中医
白求恩医科大学学报
中国中西医结合杂志
陕西中医
江西中医药
云南中医中药杂志
中国中医药信息杂志
上海中医药杂志
甘肃中医
实用中医药杂志
中医研究
中医函授通讯
上海医学
吉林中医药
中药材
四川中医
湖南中医学院学报
甘肃中医学院学报
新疆中医药
中国乡村医生
贵阳中医学院学报
湖南中医药导报
云南中医学院学报
中医外治杂志
中医药研究
陕西中医函授
中医药学报